Claudia Lenz

# SCHWINDEL

- ■ Ursachen und Beschwerden verstehen
- ■ Wieder Sicherheit und Gleichgewicht erlangen

D1722114

Claudia Lenz

# SCHWINDEL

- Ursachen und Beschwerden verstehen

- Wieder Sicherheit und Gleichgewicht erlangen

**Weltbild**

# Inhalt

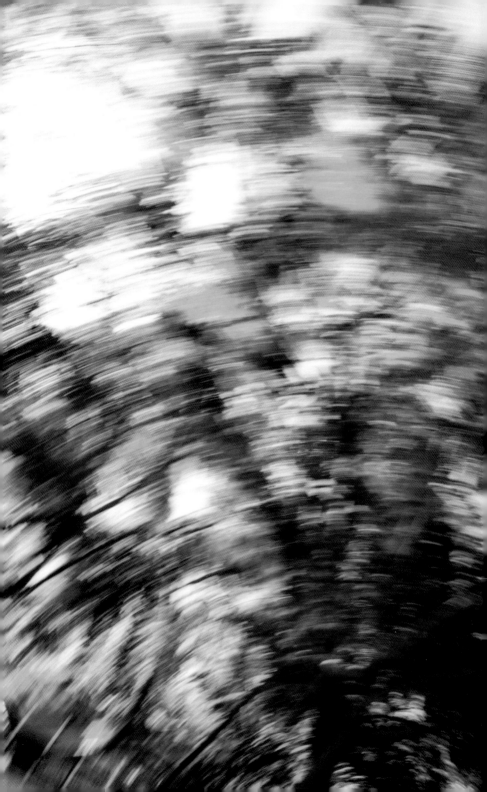

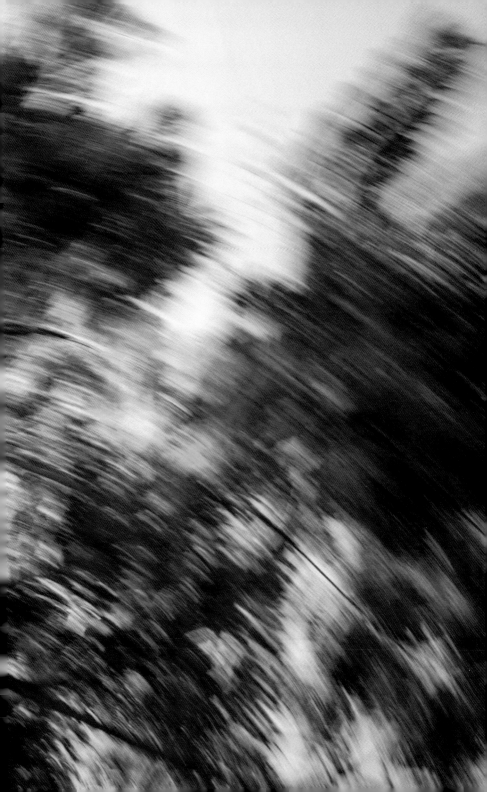

# Vorwort

Fast ein Drittel aller Menschen erleidet einmal im Leben eine Schwindelepisode, darin sind sich HNO-Ärzte und Neurologen ziemlich einig.

▶ Das ist der erste Grund, warum wir dieses Buch für wichtig halten.

Manche der Betroffenen empfinden den Schwindel dabei einfach nur als unangenehm, zahlreiche andere aber leiden unter stark beeinträchtigenden Begleiterscheinungen wie Übelkeit oder großen Angstgefühlen.

▶ Die vielen stark vom Schwindel eingeschränkten Menschen sind der zweite Grund, warum es dieses Buch gibt … für mehr Aufklärung und gute Wege zur Schwindelfreiheit.

„Schwindel" ist keine eigenständige Erkrankung, sondern immer nur ein Symptom, ein Signal unseres Körpers. – Im schlimmsten Fall ist er der Hinweis auf ein körperliches oder seelisches Leiden – im besten Fall die Reaktion auf ein ganz harmloses und positives Erlebnis wie eine Karussell- oder Bootsfahrt.

Denken wir an wankende Kinder, nachdem sie ausgiebig geschaukelt, sich wild gedreht haben, oder an Erwachsene nach einer heftigen Achterbahnfahrt: Allen ist schwindelig von der für den Körper ungewohnten Bewegung, alle werden innerhalb kurzer Zeit wieder gerade stehen und sehen können, keiner ist stark irritiert von einem solchen Schwindel, keiner ist krank.

Schwindel kann aber auch vielfältige in Krankheiten liegende Ursachen haben, unter anderem Erkrankungen des Gleichgewichtsorgans im Innenohr, des Gehirns, Herz-Kreislauf-Erkrankungen oder auch psychische Ursachen.

Schwindel äußert sich sehr unterschiedlich: in einer Störung der räumlichen Orientierung und/oder des Gleichgewichtssinns. Betroffene empfinden sich oder den umgebenden Raum als schwankend, drehend, auf- und abwabernd, als milchig verschwommen.

Immer wenn es für den Schwindel keine nahe liegende Erklärungen gibt, sollten Sie das von einem Arzt abklären lassen. Zu den „nahe liegende Erklärungen" gehören z. B. die oben beschriebenen Dreh- und Schwankbewegungen auf sich drehenden Spielgeräten und Fahrgeschäften oder auf Schiffen. Sogar nach langen Auto- oder Bahnfahrten kann es zu einem leichten Schwankschwindel noch Stunden danach kommen. Und auch Energie- oder Wassermangel können Schwindel auslösen, dem glücklicherweise heute und hierzulande (meist) rasch entgegengewirkt werden kann.

Wenn schließlich festgestellt wurde, dass der Schwindel eine medizinische Bedeutung hat, gibt es in den meisten Fällen viele Möglichkeiten, wie Sie selbst mit zu Ihrer Schwindelfreiheit und damit einer wieder besseren Lebensqualität beitragen können.

Finden Sie dazu hilfreiche Tipps und Übungen in diesem Buch.

Insbesondere, wenn der Schwindel unvermutet und ohne erkennbaren Auslöser auftritt, wirkt er sehr verstörend. Und selbst wenn es nur eine Attacke war, bleibt bei vielen Betroffen danach die Angst vor einer Wiederholung bestehen, das kann zu großen Einschränkungen im Alltag führen, z. B. wenn vorher gewohnte Bewegungen und Aktionen aus Angst vor Schwindel vermieden werden.

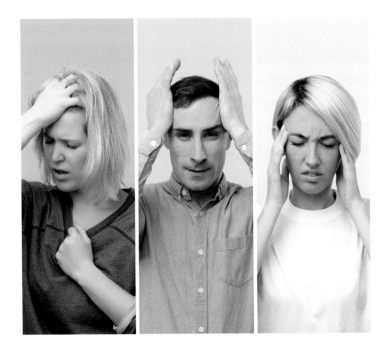

Einige Hinweise dazu, wie Sie in diesem Fall wieder zu mehr Handlungsfreiheit kommen, werden in diesem Buch aufgezeigt.

Finden Sie einen guten Weg in ein schwindelfreies unbeschwertes Leben!

Claudia Lenz

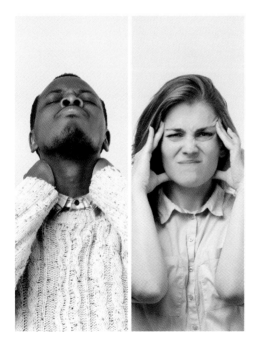

**Schwindel im medizinischen Sinne, fachsprachlich Vertigo, beschreibt das Drehgefühl, Schwanken oder auch Gefühl einer bevorstehenden Bewusstlosigkeit.**

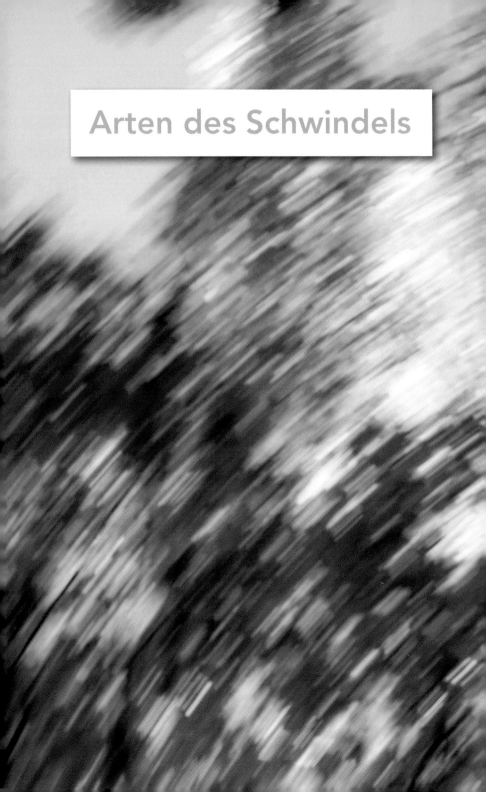

# Arten des Schwindels

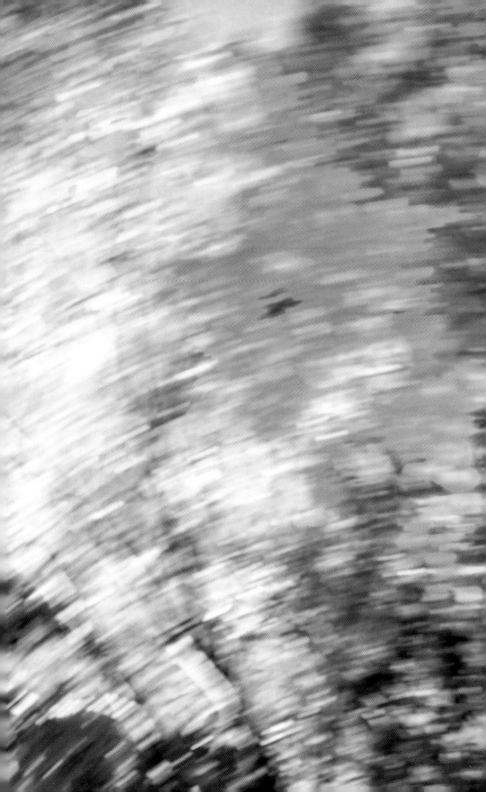

# Erlebensform des Schwindels

Unter der Bezeichnung Schwindel wird eine ganze Menge an unterschiedlichen Empfindungen zusammengefasst. Denn die Betroffenen erleben den Schwindel sehr individuell – sowohl die Dauer als auch die spezielle Ausprägung des Schwindelgefühls betreffend. Ein Schwindelanfall kann nur wenige Sekunden oder aber bis zu Tagen dauern, das Gefühl dabei kann von leichter Standunsicherheit bis zum Sturz bzw. völliger Bewegungsunfähigkeit gehen.

## Schwankschwindel

Er tritt meist anfallartig auf. Es fühlt sich für die Betroffenen an, als ob der Boden wanken würde, wie auf einem Schiff, gleichzeitig besteht ein gewisses Gefühl der Benommenheit. Das löst starke Verunsicherung beim Gehen oder Stehen aus, kann zu Stürzen führen.

Für den Schwankschwindel charakteristisch ist, dass er bei den Betroffenen starke Angstgefühle auslöst, nicht nur während des Anfalls, sondern auch vor einem erneuten Anfall.

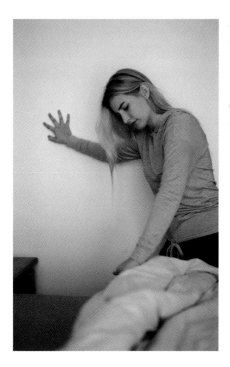

Auslöser eines Schwank-
schwindels können
Erkrankungen des
Innenohrs (Menière-Krank-
heit) sowie muskuläre
Verspannungen sein, sie
können aber auch in der
Psyche liegen.

## Die häufigsten Symptome einer Schwankschwindelattacke

▶ Stand- und Gangunsicherheit

▶ Benommenheit und Fallneigung

▶ Angstgefühle, die über den Anfall hinaus bestehen

## Drehschwindel

Diese Form des Schwindels, bei dem sich die Umgebung um einen herum zu drehen scheint, gibt es anfallartig, etwa beim gutartigen Lagerungsschwindel. Er ist ein plötzlich einsetzender heftiger Schwindel mit starkem Drehgefühl und Gleichgewichtsstörungen, der nur von kurzer Dauer ist.

Es gibt auch verschiedene Erkrankungen, die lang anhaltenden Drehschwindel auslösen. Dieser kann über Stunden und Tage andauern und schwere Begleiterscheinungen haben (siehe Seite 26).

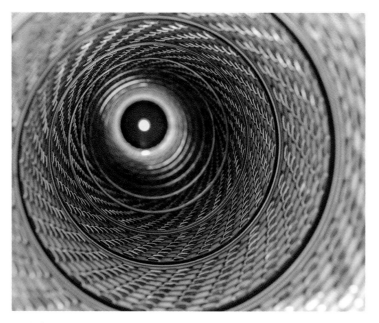

**Auch für den Drehschwindel gibt es rein organische Ursachen genauso wie psychische (Mit-)Auslöser.**

## Liftschwindel

„Man fühlt sich wie in einem anfahrenden Aufzug", so beschrei-
ben die Betroffenen ihre Art des Schwindels. Manche fühlen
sich wie in einer Achterbahn, andere spüren vermeintlich, dass
sich der Boden hebt und senkt.

Auch den Liftschwindel gibt es in einer kurzfristigen, anfallarti-
gen und einer langfristigen, über Stunden andauernden Form.

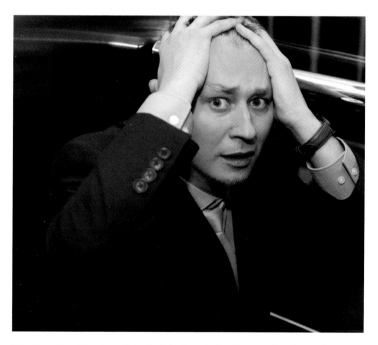

**Die Ursachen für einen Schwindel, der wie in einem auf- oder abfahren-
den Aufzug empfunden wird – obwohl man auf festem Boden steht –, liegen in jedem Fall im Gleichgewichtsorgan.**

## Benommenheitsschwindel

Beim sogenannten Benommenheitsschwindel haben Betroffene zum Beispiel das Gefühl, dass sie die Welt durch eine Milchglasscheibe sehen. Viele empfinden diesen Schwindel auch so, als ob sie kurz vor einer Ohnmacht stehen, andere fühlen sich „wie betrunken". Diese Schwindelform weist oft auf eine Ursache fern von Ohr und Gehirn hin.

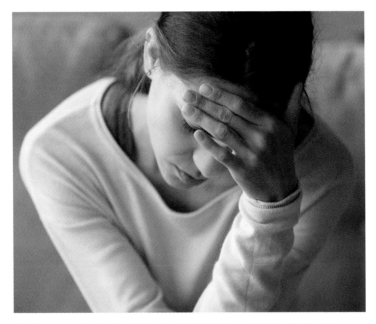

**Ein Benommenheitsschwindel tritt häufig bei Herz-Kreislauf-Erkrankungen oder als Nebenwirkung von Medikamenten auf.**

## Einteilung des Schwindels nach der Dauer und Auftreten

Auch die Dauer des Schwindels ist sehr unterschiedlich und liefert dem Arzt gute Hinweise auf die Ursache: Schwindel kann sich in vorübergehenden Attacken äußern oder dauerhaft auftreten. Bei anderen Erkrankungen hält der begleitende Schwindel Stunden, Tage oder gar Wochen an.

Ebenso ist die Situation, in der der Schwindel auftritt, wichtig für die Diagnose. Wichtige Fragen sind: Lösen konkrete Bewegungen wie eine Kopfdrehung oder die Änderung der Körperposition den Schwindel aus oder wird er (immer wieder) durch bestimmte Situationen verursacht, zum Beispiel im Aufzug oder in einer Menschenmenge.

# Entstehungsort des Schwindels

Diese Einteilung des Schwindels ist eine sehr medizinische, denn der lateinische Name benennt jeweils den Ort im Körper, an dem eine Fehlfunktion besteht, die den Schwindel beim Patienten auslöst. Und da gibt es in unserem Körper eine Vielzahl an möglichen Orten:

## Das Innenohr

Verschiedene Erkrankungen des Innenohrs können Schwindel verursachen: Er kann otogen bzw. vestibulär sein, also in der Gehörschnecke bzw. im Gleichgewichtsorgan seine Ursache haben, er kann durch eine Entzündung des Gleichgewichtsnervs entstanden sein, durch Morbus Menière ...

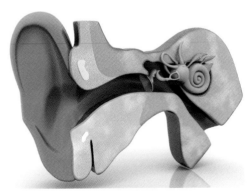

Das Innenohr mit Gleichgewichtsorgan und Gehörschnecke (lila): Das Innenohr ist eines unserer wichtigsten Sinnesorgane und beherbergt die anatomischen Komponenten des Hör- und Gleichgewichtssinns.

## Die Augen

Unentdeckte Erkrankungen der Augen machen sich oft zunächst an anderen Stellen im Kopf bemerkbar, etwa durch Kopfschmerzen oder auch Schwindel.

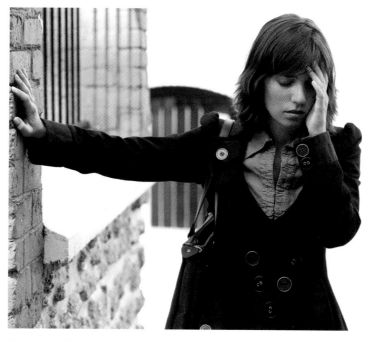

Für den okulären Schwindel – so wird der von Problemen mit den Augen verursachte Schwindel fachsprachlich genannt – ist charakteristisch, dass er verschwindet, sobald die Augen geschlossen werden.

## Das Gehirn

Ursachen für aus dem Gehirn ausgelösten Schwindel (cere-braler Schwindel), sind in den meisten Fällen verengte Gefäße und eine daraus folgende Minderversorgung des Gehirns mit Sauerstoff – das können Ärzte zumeist rasch gut in den Griff bekommen. Alle anderen Ursachen für Schwindel aufgrund von Gehirn-Verletzungen sind sehr alarmierend und bedürfen einer unmittelbaren ärztlichen Abklärung.

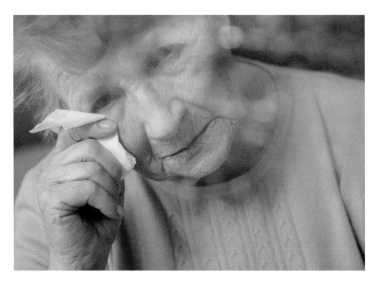

**Die meisten aus dem Gehirn ausgelösten Schwindel sind tatsächlich harmlos, sie weisen lediglich auf ein gewisses Alter des Patienten bzw. seiner Gefäße hin. Eine gute Hirndurchblutung kann mit ärztlicher Hilfe schnell wiederhergestellt werden.**

## Die Halswirbelsäule

Der sogenannte HWS-Schwindel oder zervikogene Schwindel wird durch die Fehlstellung der beiden Kopfwirbel Atlas und Axis bzw. durch Verspannungen im Halswirbelbereich ausgelöst.

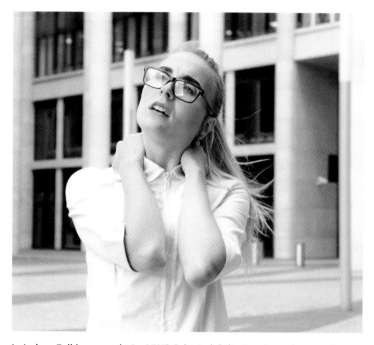

In jedem Fall kommen beim HWS-Schwindel die Beschwerden aus der Halswirbelsäule. Sie können von den kopftragenden oberen Halswirbeln Atlas und Axis ausgehen, aber auch von einer starken Verspannung im Bereich der insgesamt 7 Halswirbel.

## Andere Organe

Schwindelgefühle können ihren Ursprung auch im Herz-Kreislauf-System, im Nervensystem oder im Hormonsystem haben. Konkrete Verursacher können beispielsweise zu niedriger Blutdruck sein, grippale Infekte, Epilepsie, Vergiftungen, Medikamenten-Nebenwirkungen oder die Wechseljahre.

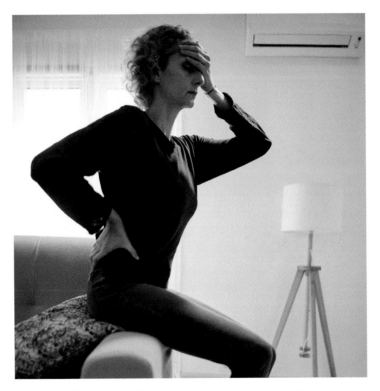

**Auch wenn die Ursachen für den Schwindel sehr häufig im Ohr oder im Kopf liegen, kann es auch ein schlechter Kreislauf sein, der einen schwindeln lässt, ein fiebriger Infekt oder Hormonschwankungen.**

## Die Psyche

Psychogener Schwindel, heute mehrheitlich als funktioneller Schwindel bezeichnet, ist der durch psychische Belastungen (mit)hervorgerufene Schwindel.

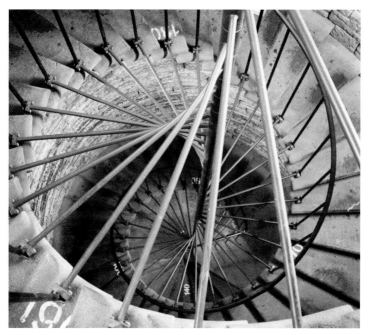

Psychogener Schwindel geht mit Stand- und Gangunsicherheit einher. Die häufigste Form ist der sogenannte phobische Schwankschwindel bzw. Angstschwindel. Er beginnt meist im Zusammenhang mit besonderen psychischen Belastungen.

# Begleiterscheinungen des Schwindels

Der Schwindel kann viele Begleiterscheinungen haben, die für den Betroffenen ausgesprochen unangenehm sind. Wichtig in diesem Zusammenhang ist zu wissen, dass diese begleitenden Beschwerden sowohl die Ursache als auch die Folge des Schwindels sein können.
Im Einzelnen kann der Schwindel begleitet sein von:

▶ starker Übelkeit bis zum Erbrechen

▶ Kopfschmerzen

▶ einem schweren Krankheitsgefühl

▶ Benommenheit und dem Gefühl, in Ohnmacht zu fallen

▶ einer extremen Fallneigung

▶ Hörproblemen (Hörsturz, Schwerhörigkeit) und Ohrgeräuschen (Tinnitus)

▶ Licht- und/oder Geräuschüberempfindlichkeit (Photophobie und/oder Phonophobie)

▶ einer visuellen Aura (Sehstörungen, wie sie einem Migräneanfall vorausgehen)

Es können außerdem ausgeprägte Panik-Symptome dazukommen wie Herzstolpern und Atemnot.

Viele dieser Begleiterscheinungen geben dem Arzt erste wichtige Hinweise auf die Ursache des Schwindels und sind damit eine große Hilfe in Richtung zielführender Behandlung der Schwindelerkrankung.

So gibt es für Ärzte einschlägige Kriterienkataloge, in denen die jeweiligen Begleitsymptome bewertet werden und sie mithilfe einfacher Zusatzuntersuchungen rasch feststellen können, ob der Schwindel aus einer Verletzung/Schädigung des Gehirns hervorgerufen wurde, oder ob er aus anderen Störungen herrührt.

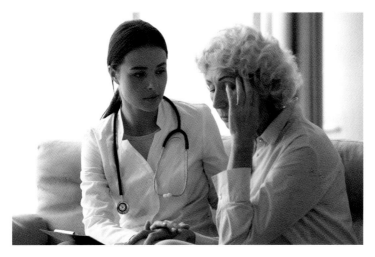

Klagt ein Patient über Schwindel, ist schnell abzuklären, ob ein zentraler Schwindel, also ein Gehirn-bedingter vorliegt. Denn dann besteht akuter Handlungsbedarf.

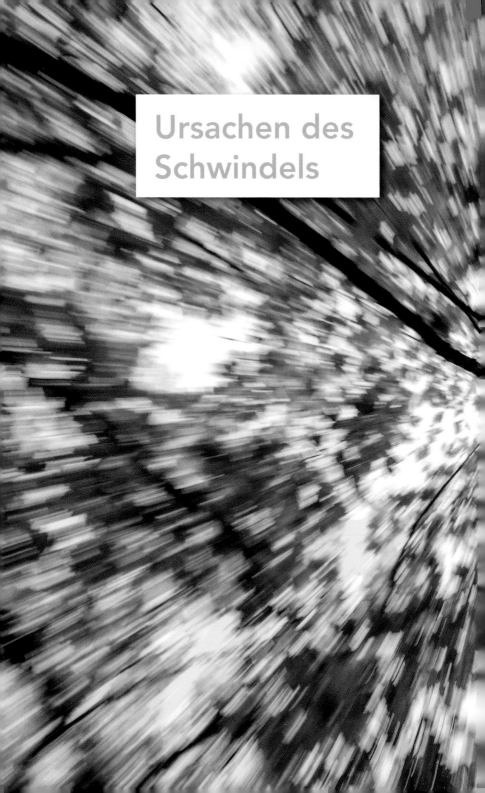

# Ursachen des Schwindels

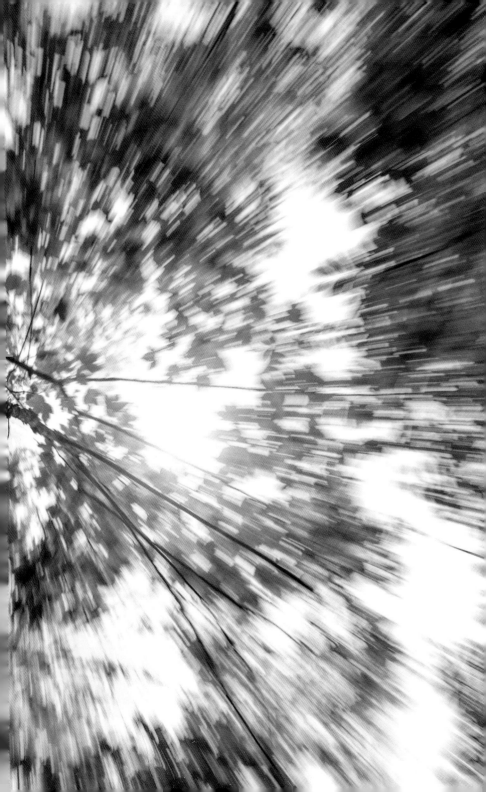

Es sind verschiedene Schwindelsyndrome zu differenzieren, die unterschiedlich häufig auftreten. Das Deutsche Schwindel- und Gleichgewichtszentrum (DSGZ) in München listet nach Untersuchungen von mehr als 30.000 Patienten Schwindelerkrankungen in dieser Reihenfolge:

Besonders häufig ist der funktionelle Schwindel, der durch psychische Belastungen oder psychische Erkrankungen ausgelöst wird. An zweiter Stelle steht der gutartige Lagerungsschwindel, der seine Ursache im Gleichgewichtsorgan hat. An dritter Stelle folgt der Fehlfunktionen im Gehirn entstammende zentral-vestibuläre Schwindel, sehr häufig ein Migräne-Schwindel. Danach reihen sich ein: die vestibuläre Migräne sowie zwei Erkrankungen des Innenohrs, Morbus Menière und die einseitigen Entzündung des Gleichgewichtsnervs (Neuritis vestibularis).

Finden Sie im Folgenden eine kurze Vorstellung dieser häufigsten Schwindelerkrankungen.

# Funktioneller Schwindel

Einfach gesagt bedeutet „funktionell", dass zwar die Funktion beeinträchtigt ist, nicht aber das Organ an sich geschädigt ist – bei Schwindel betrifft dies das Innenohr oder aber das Gehirn mit seinen vielfältigen Nervenstrukturen. Trotz der Schwindelgefühle sind weder im Innenohr noch im Gehirn krankhafte Veränderungen festzustellen.

Sehr spezifisch für funktionellen Schwindel ist, dass er sich verschlimmert, wenn die Patienten sich sowie ihren Gleichgewichtssinn schonen und ihn dadurch unterfordern. Das ist in den allermeisten Fällen genau umgekehrt bei Schwindelformen mit ausschließlich körperlicher Ursache.

Funktioneller Schwindel wird auch oft als psychogener Schwindel oder als phobischer Schwankschwindel (Angstschwindel) bezeichnet.

## Schwindel, ohne das der Körper selbst (noch) „kaputt" ist

Menschen, die sich selbst, ihre Gefühle und ihren Körper stark beobachten, entwickeln besonders häufig einen funktionellen Schwindel – zudem besonders ängstliche Personen.

Denn auch bereits bestehende psychische Erkrankungen wie eine generalisierte Angststörung, eine Depression oder eine spezifische Phobie können den Boden für eine spätere Schwindelerkrankung bereiten.

Akuter Auslöser für einen Schwindel bei diesen Personen ist oft eine starke psychische Belastung. Manchmal kann auch eine organische Krankheit/Ursache mit-triggern, die Schwindel begünstigt (z. B. eine Sehschwäche, niedriger Blutdruck).

Oder aber der Schwindel bleibt bestehen, obwohl das auslösende Trauma nicht mehr besteht, etwa eine Irritation der Halswirbelsäule.

## Prognose des funktionellen Schwindels

Eine recht rasche Genesung wird eintreten, wenn psychische – und falls vorhanden organische – Ursachen bald erkannt und behandelt werden.

Wenn die Schwindelreaktion – oder auch nur die Angst davor – sich aber über längere Zeit verfestigt hat, dann hilft nur eine langfristige Therapie, die auch Methoden des Stressabbaus und körperliche Übungen miteinbezieht.

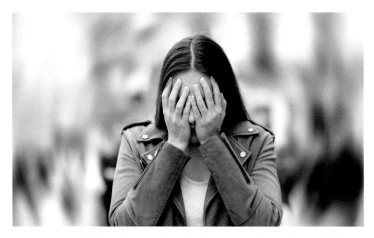

**Patienten mit funktionellem Schwindel leiden unter keiner körperlich bedingten Störung des Gleichgewichts. Meist stecken psychische Gründe dahinter, zum Beispiel eine Angsterkrankung oder starker Stress.**

# Gutartiger Lagerungsschwindel (BPLS/BPPV)

Der „benigne periphere paroxysmale Lagerungsschwindel" (BPLS, engl. BPPV), vereinfacht gutartiger Lagerungsschwindel ist durch anfallsweise, nur einige Sekunden bis Minuten anhaltende, aber heftige Schwindelattacken charakterisiert. Diese können bei den Betroffenen große Panik verursachen, außerdem von Übelkeit und Erbrechen begleitet sein.

So bedeutet ein gutartiger Lagerungsschwindel, trotz seines harmlosen Namens, einen starken Leidensdruck für den Patienten. Glücklicherweise lässt sich dieser Schwindel gut behandeln.

Der gutartige Lagerungsschwindel kommt bei Erwachsenen sehr häufig vor. Er hat seinen Ursprung im Gleichgewichtsorgan. Alterungsprozesse scheinen bei der Entstehung eine Rolle zu spielen. Mit fortschreitendem Alter können sich in der Flüssigkeit in den Bogengängen des Gleichgewichtsorgans Steinchen befinden, die mit ihrem Gewicht die Sinneszellen im Inneren des Organs unangemessen reizen. Die Sinneszellen senden dem Gehirn dadurch falsche Informationen über die Körperhaltung, die nicht mit den Informationen von Lagerezeptoren und Augen übereinstimmen. Das Ergebnis: ein starker (Dreh)Schwindel.

Die Ohrsteinchen (fachsprachlich Otolithen) sind ganz normale – und unverzichtbare Bestandteile – unseres Gleichgewichtsorgans. Sie schweben jedoch beim Gesunden nicht frei durch die Flüssigkeit der Bogengänge, sondern befinden sich ausschließlich in zwei sackartigen Ausstülpungen in einer Gallerte eingebettet. Ihre Aufgabe ist es dort, unser Gehirn darüber zu informieren, ob unser Körper sich gerade senkrecht nach oben/unten bewegt oder in der Waagerechten.

## Das Gleichgewichtssystem im Innenohr

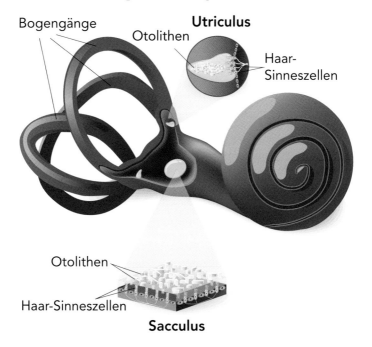

Die Ohrsteinchen im Sacculus und Utriculus vermitteln den Sinneszellen beständig Informationen über unser Gleichgewicht – im Stillstand wie auch in körperlicher Bewegung.

Altersbedingt, aber auch bei leichten Traumata können sich die Ohrsteinchen aus der Gallerte lösen und verursachen dann ein ziemliches Sinnesdurcheinander wie vorangehend beschrieben.

Die Beschwerden vergehen, sobald die Ohrsteinchen wieder an ihren angestammten Orten sind. Dazu gibt es lang erprobte und sehr wirksame sogenannte Befreiungsübungen, die – nach Anleitung – auch in Eigentherapie durchgeführt werden können (siehe „Befreiungsübungen bei Lagerungsschwindel" auf Seite 72 f.). Letzteres ist besonders wichtig vor dem Hintergrund, dass ein Lagerungsschwindel – behandelt oder unbehandelt – mit hoher Wahrscheinlichkeit ein- bis mehrmals im Leben wiederkehrt.

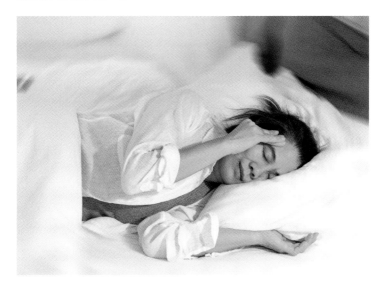

Ein gutartiger Lagerungsschwindel tritt oft nach schnellen Bewegungen des Kopfes auf, zum Beispiel beim nächtlichen Umdrehen im Bett oder beim Aufstehen. In Ruhe sind die Patienten beschwerdefrei.

# Vestibuläre Migräne

Bei der vestibulären Migräne handelt es sich um eine der vielen Arten von sogenannten zentralen Schwindelformen. Bei diesen ist immer das Gehirn beteiligt („zentral" wie „Schaltzentrale"), das in irgendeiner Art geschädigt ist. Ursache für den Migräne-Schwindel ist eine Leitungsstörung im Gehirn. Dadurch wird das Gleichgewichtsorgan falsch aktiviert. Vestibuläre Migräne bedeutet also übersetzt: eine Migräne, die sich (auch) im Gleichgewichtsorgan bemerkbar macht.

Mediziner stellten fest, dass jeder zehnte Migränepatient zusätzlich zu den Kopfschmerzen auch unter Schwindel leidet – begleitend oder dem Kopfschmerz vorangehend. Das Fatale: Bei etwa einem Drittel der Patienten mit vestibulärer Migräne treten die Schwindelattacken ganz ohne Kopfschmerzen auf. Für die Betroffenen ist es daher oft ein langer Weg, bis die richtige Diagnose gestellt wird.

**Die Anzeichen einer Schwindelmigräne:**
- ▶ meist handelt es sich um einen Drehschwindel,
- ▶ oftmals begleitet von Übelkeit und Brechreiz,
- ▶ die Beschwerden dauern zwischen 5 Minuten und 72 Stunden an,
- ▶ der Schwindel kann bei Veränderung der Körperlage/ Bewegung zunehmen.
- ▶ Es kommt zu zuckenden Augenbewegungen (Nystagmus), die für den Betroffenen selbst spür- und für andere sichtbar sind.

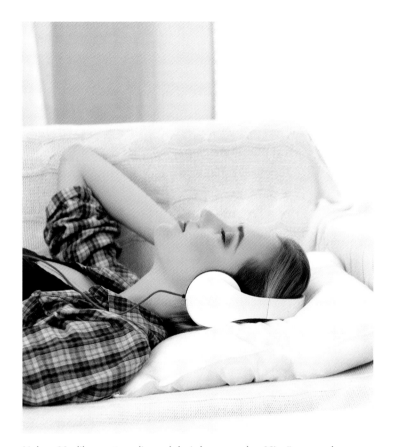

Neben Medikamenten, die auch bei der normalen Migräne gegeben werden, zeigen bei vielen Patienten alternative Heilverfahren Erfolg, etwa progressive Muskelentspannung.

# Morbus Menière
# (Menière-Krankheit)

Es handelt sich hier um eine Form des Schwindels, die von einem Moment auf den anderen einsetzt, darum nennt man diesen Schwindel auch Attackenschwindel. Er hält oft Minuten, sogar bis zu Stunden an. Während des Schwindelanfalls empfindet der Betroffene ein starkes Schwindelgefühl (drehend oder auch schwankend) mit starker Fallneigung, oft begleitet von Übelkeit.

Seinen Namen hat die Krankheit von einem französischen Arzt, Prosper Menière, der bereits 1861 erkannte, dass es Schwindelanfälle gibt, die vom Ohr herrühren und nicht vom Gehirn.

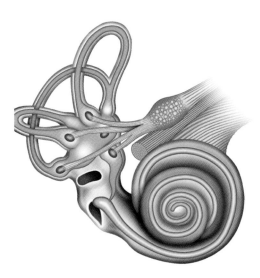

**Das Innenohr besteht aus dem knöchernen und dem häutigen Labyrinth. Dieses ist mit einer kaliumreichen Flüssigkeit gefüllt, der Endolymphe (violett). Umgeben von der Perilymphe (natriumreiche Flüssigkeit) liegt das häutige Labyrinth innerhalb des knöchernen Labyrinths.**

## Der Auslöser

Ursache der Menière-Krankheit ist eine zu starke Bildung von Lymphflüssigkeit im Innenohr. Durch den Lymphstau entsteht ein Druck-Ungleichgewicht in den Bogengängen und in der Gehörschnecke, wo verschiedene Flüssigkeitsbereiche mit Häutchen voneinander abgetrennt sind (Bereich der Endolymphe, Bereich der Perilymphe). Es kann dadurch zu feinen Rissen in dieser zarten Trennmembran kommen.

## Die Folgen

Die Folge in den Bogengängen: Eine plötzliche Verlagerung der Flüssigkeiten – so als ob wir uns bewegen würden. Die Nerven leiten dies als (vermeintliche) Gleichgewichtsveränderung ans Gehirn weiter. Kein Wunder also, dass man – während man selbst in Ruhe ist oder sich ganz anders bewegt – dann Schwindelgefühle erlebt. Dazu können Schweißausbrüche und Erbrechen kommen.

Da die Flüssigkeitsräume zwischen dem Gleichgewichtsorgan und der Gehörschnecke verbunden sind, führt die Vermischung der Flüssigkeiten beider ursprünglich getrennter Lymph-Räume auch zu Hörproblemen: Die Hörzellen werden durch den veränderten Druck und die Mischung der Flüssigkeiten irritiert, was zu (vorübergehender) Schwerhörigkeit führen kann – über Stunden oder auch Tage. Weitere Symptome der Menière-Krankheit, die aus der irritierten Gehörschnecke entstehen, sind Ohrgeräusche (sogenannter Tinnitus).

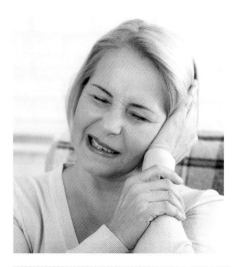

Üblicherweise ist nur ein Ohr von der „Lymphdruck-Störung" der Menière-Krankheit betroffen, entsprechend machen sich die Hörprobleme auch nur einseitig bemerkbar.

## Steckbrief Menière-Krankheit

Die drei typischen Symptome des Morbus Menière sind

▶ einseitige Schwerhörigkeit,

▶ Tinnitus,

▶ über Stunden andauernde Schwindelanfälle.

Die Menière-Krankheit tritt meist zwischen dem 45. und 60. Lebensjahr auf. Frauen sind häufiger betroffen als Männer. Kompetente fachärztliche Behandlung ist dringend angezeigt, denn die Anfälle werden sich wiederholen und sogar häufen. Sie sind für die Betroffenen sehr belastend, denn Gleichgewichtsbeschwerden bilden sich meist erst länger nach der Attacke zurück. Nicht sachgerecht behandelt kann die Menière-Krankheit zu Schwerhörigkeit bzw. vollständigem Hörverlust führen.

# Neuritis vestibularis – Entzündung des Gleichgewichtsnervs

Bei dieser Erkrankung ist das Gleichgewichtsorgan im Innenohr durch einen entzündeten Nerv gestört oder fällt aus. Wer davon betroffen ist, weiß davon natürlich zunächst nichts.

Sie oder er empfindet in etwa so: Alles dreht sich rasend schnell wie in einem wilden Karussell – einem, das sich in alle erdenklichen Richtungen dreht. Denn es ist auch nicht mehr zu erkennen, wo oben und unten ist, die Beine versagen.

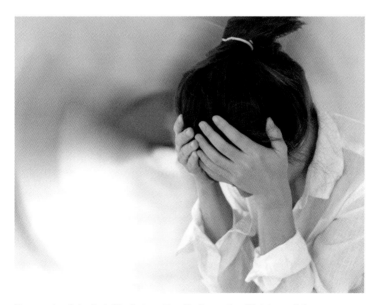

**Der starke Schwindel bei einer Entzündung des Gleichgewichtsnervs verursacht schlimme Übelkeit und das Gefühl großer Hilflosigkeit.**

## Komplett aus dem Gleichgewicht

Das Gleichgewichtsorgan befindet sich in unseren beiden Ohren jeweils im Innenohr. Es liefert ständig Informationen über unsere Lage im Raum an das Gehirn. Dort wird blitzschnell errechnet, wie wir darauf reagieren, ob Bewegungen nötig sind und welche.

Bekommt das Gehirn unterschiedliche Informationen von den beiden Gleichgewichtsorganen, gerät das System durcheinander. Die Folge kann der oben beschriebene schwere Schwindel sein.

## Die Ursache

Bei einer Entzündung des Gleichgewichtsnervs kann dieser entweder in Gänze oder nur einer oder mehrere seiner fünf Sensoren betroffen sein, die am Gleichgewichtsorgan andocken. Diese Sensoren sind es letztendlich, die permanent unsere Kopf- und Körperbewegungen erfassen. Wie es wiederum zur Entzündung des Gleichgewichtsnervs kommt, ist bisher noch nicht geklärt, HNO-Mediziner wie auch Kopfchirurgen vermuten Viren als Auslöser, unter anderem Herpes-Viren.

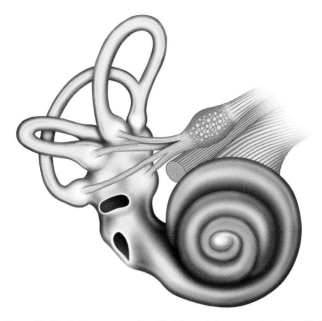

In dieser Grafik sieht man gut den Gleichgewichtsnerv mit seinen fünf
Verzweigungen, die ans Gleichgewichtsorgan andocken (mittig im Bild).

## Die Behandlung

Da entzündungshemmende Medikamente, die der HNO-
Arzt verschreiben wird, nur sehr langsam wirken werden, ist
ein begleitendes Gleichgewichtstraining durch die Patientin/
den Patienten unbedingt nötig. Es hilft dem Gehirn zu ler-
nen, dass es viele Falschimpulse von der erkrankten Innenohr-
seite bekommt. Spezielle Übungen helfen, dass das gesunde
Innenohr wieder mehr und mehr die Kontrolle übernimmt.
Mehr dazu im Kapitel **Schwindel langfristig selbst mitbehan-
deln** ab Seite 66.

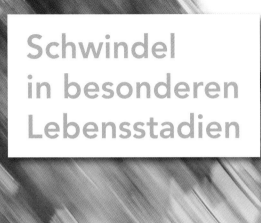

# Schwindel in besonderen Lebensstadien

# Schwindel im Alter

So wie alle Strukturen unseres Körpers altert auch unser Gehirn. Das bringt vor allem Durchblutungsstörungen der Kapillaren im Gehirn mit sich. Die Folge ist eine – zumindest zeitweilige Unterversorgung unserer Schaltzentrale mit Sauerstoff. Reize, auch die aus dem Gleichgewichtsorgan, können dann nicht mehr so schnell wie früher verarbeitet werden. Das kann zu einer Art „Taumeligkeit" beim Gehen und Stehen führen.

Aber auch Altersschäden an anderen Organsystemen können sich – insbesondere im Zusammenwirken – in Schwindelgefühlen äußern: Wenn also zum „langsameren Gehirn", Seh- und Hörstörungen, Herz-Kreislauf-Probleme, eine schwache Bein- und Rumpfmuskulatur kommen, kann man sich schnell mal „wacklig auf den Beinen" fühlen.

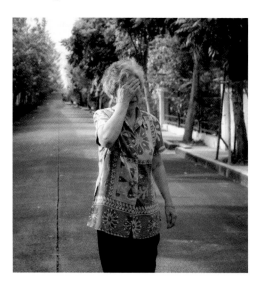

**Typisch für Schwindel im Alter: Er tritt nur im Stehen und Gehen auf, jedoch nicht im Sitzen.**

Mit zunehmendem Alter wird außerdem das Gleichgewichtssystem störanfälliger. Es kann dadurch schon durch eine Kopfbewegung zu einem kurzen Lagerungsschwindel (Drehschwindel) kommen.

Für beide hier beschriebenen Arten des Schwindels im Alter gibt es wirksame Therapiemöglichkeiten für zuhause: mit einfachen körperlichen Übungen, teils im Liegen und Sitzen, teils im Stehen ausgeführt, die die Muskeln und vor allem das Gleichgewichtssystem trainieren und fithalten. Lesen Sie dazu weiter ab Seite 79.

## Schwindel bei Kindern

Schwindel und Gleichgewichtsstörungen sind auch bei Kindern nicht selten. Meist sind die Ursachen – wie bei Erwachsenen – harmlos. Was sich allerdings unterscheidet, ist die Art der Ursachen. Während bei den Erwachsenen unter den häufigsten Auslösern von Schwindel der Lagerungsschwindel und Angst-Schwindel zu finden sind, stehen bei Kindern migränebedingte sowie durch Entzündungen im Innenohr ausgelöster Schwindel, Schwindel aufgrund des Wachstums oder als Folge von ungesundem Ess- und Trinkverhalten als Ursachen im Vordergrund:

▶ Bei Kindern treten sehr oft Schwindelformen, die in Verbindung mit Migräne stehen, auf (vestibuläre Migräne

genannt, bei der anfallartiger Drehschwindel die Kopfschmerzen begleitet oder sogar ganz ohne schmerzenden
Kopf auftritt).

▶ Häufiger als im Erwachsenenalter findet man als Ursache
des Schwindels auch akute einseitige Funktionsstörungen
des Gleichgewichtsorgans und der Hörschnecke im Rahmen
von Entzündungen im Innenohr.

▶ Auch die Reisekrankheit ist bei Kindern ein häufigerer
Auslöser für Schwindel als bei Erwachsenen.

▶ Wachstumsschübe können bei Kindern Schwindel auslösen, etwa wenn Strukturen rund um den Gleichgewichtsnerv schnell stark wachsen und den Nerv dann irritieren.
Für Schwindelanfälle im Teenager-Alter gibt es dagegen
sehr häufig einen anderen Grund: Gerade in der Puber-
tät wachsen viele Jugendliche sehr schnell, sind schlaksig
und dünn und haben einen vergleichsweise niedrigen Blutdruck. Da kann es, z. B. bei Hitze oder nach einer längeren
Ruhephase, dazu kommen, dass das Blut sozusagen in
den Beinen versackt und das Gehirn vorübergehend nicht
mit genügend Sauerstoff versorgt wird. Das verursacht
Schwindel.

▶ Auf eine weitere häufige Ursache für kindlichen Schwindel
soll hier noch hingewiesen werden: unregelmäßiges und/
oder ungesundes Essen sowie zu geringe Trinkmengen.
Ersteres verursacht starke Blutzuckerschwankungen mit

Phasen von Unterzuckerung (Schwindelgefahr!), zweiteres bremst den Kreislauf aus, weil die Blutmenge durch die mangelnde Flüssigkeit weniger wird, der niedrige Blutdruck löst Schwindelgefühle aus.

Die Ursache des Schwindels bei Kindern und Jugendlichen kann man in den meisten Fällen durch einfache klinische Untersuchungen beim Kinderarzt feststellen. Glücklicherweise hat Schwindel bei Kindern häufig einen sehr gutartigen Verlauf oder/und lässt sich erfolgreich behandeln, stellten Mediziner fest, die sich mit kindlichen Formen des Schwindels beschäftigen.

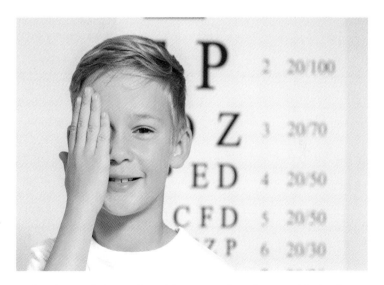

**Wichtig bei kindlichem Schwindel ist, zu prüfen, ob eine Fehlsichtigkeit besteht.**

# Schwindel in den Wechseljahren

Neben einigen anderen Unannehmlichkeiten können die Wechseljahre mit ihren Hormonumstellungen auch Schwindelanfälle oder Phasen von Benommenheit mit sich bringen.

Die Hormonumstellung bei Frauen verläuft sehr individuell, sowohl was den Zeitpunkt des Beginns angeht als auch was die Dauer und noch viel mehr das Auftreten und die Art von Beschwerden anbelangt. Neben den vielen sehr bekannten Begleitern der Wechseljahre wie Hitzewallungen und Stimmungsschwankungen sorgen bei vielen Frauen aber auch Schwindelgefühle in dieser Zeitspanne für Verunsicherung.

Die Hormonschwankungen können auch dafür der Grund sein.

Denn die beiden hormonellen Hauptakteure im weiblichen Zyklus, Östrogen und Progesteron, haben auch Auswirkungen auf die Blutgefäße und damit auf das Herz-Kreislauf-System:

▶ Östrogene stellen die Blutgefäße weit, womit der Blutdruck sinkt,

▶ Progesteron verengt die Blutgefäße, was tendenziell den Blutdruck erhöht.

Während der Wechseljahre können diese Hormone im Blut durchaus immer wieder einmal Karussell fahren, und dann der Blutdruck gleich mit. – Kein Wunder, dass wir uns in solchen Phasen schwindelig oder benommen fühlen.

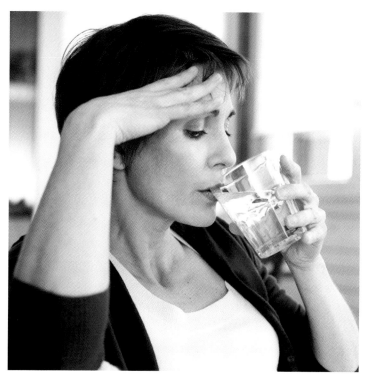

Wenn die Hormone verrückt spielen, kann das unter anderem zu Schwindel und Benommenheit führen.

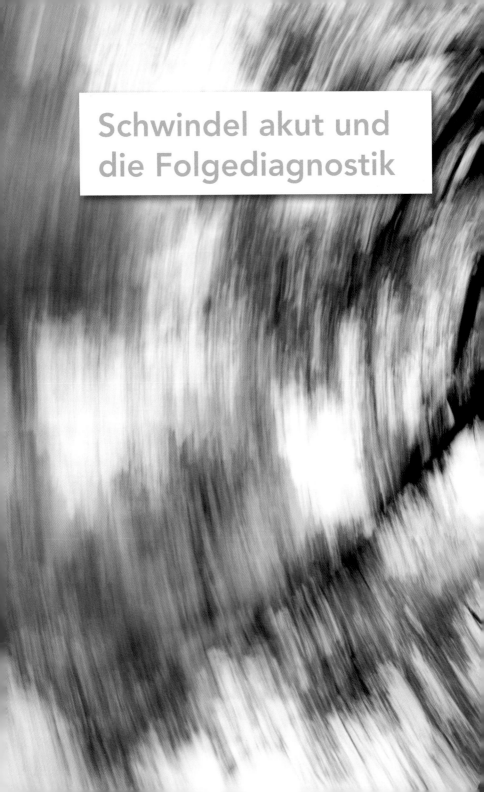

# Schwindel akut und die Folgediagnostik

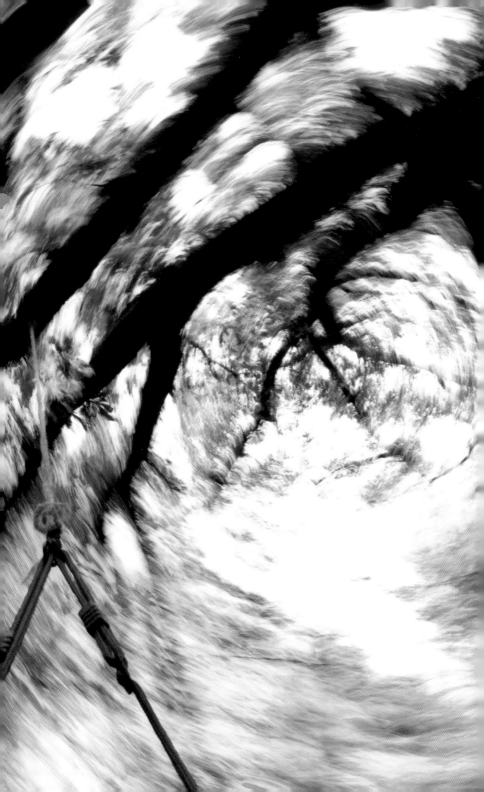

# Der akute Schwindelanfall

Wie in den vorangegangenen Kapiteln beschrieben, gibt es chronische Verlaufsformen des Schwindels. Das kann etwa bei zu niedrigem Blutdruck und bei vestibulärer Migräne der Fall sein. Ein Morbus Menière ist ebenfalls chronisch – doch auch ein gutartiger Lagerungsschwindel kann sich wiederholen. Wer von diesen Krankheiten und Beeinträchtigungen betroffen ist, weiß viel über die Symptome, die auftreten können, und hat „Handwerkszeug", um mit dem Schwindel zurechtzukommen wie Medikamente und Übungen (körperlicher oder seelischer Art).

Andererseits kann ein Schwindel auch „wie aus dem Nichts" anfallsweise auftreten, ohne dass vorher jemals ähnliche Beschwerden bestanden haben.

Dabei kann es sich ganz einfach um einen „Schutzmechanismus" des Körpers handeln, der dem Gehirn eine eventuelle Gefahrsituation meldet. Auslöser dafür sind zum Beispiel schnell wechselnde Bewegungen und Beschleunigung, wie im Karussell oder auf einem Schiff oder auch große Höhen.

Anfallartiger Schwindel kann jedoch auch auf eine Krankheit hinweisen: Das ist beispielsweise beim erstmaligen Auftreten der Menière-Krankheit der Fall, ebenso bei einer Entzündung des Gleichgewichtsnervs sowie beim erstmaligen Auftreten eines phobischen Schwindels.

Wer das einmal erlebt hat, weiß, dass eine solche Schwindelattacke als höchst bedrohlich erlebt wird, bis hin zu Panikgefühlen und Todesängsten.

## Die ersten Selbsthilfe-Maßnahmen bei erstmalig auftretendem Schwindel:

▶ Hinsetzen oder Hinlegen – erstens, um einen Sturz zu vermeiden, zweitens, um den Kreislauf wieder in die Balance bringen zu können.

▶ Ruhig bleiben! Das bedeutet im Wesentlichen:
Ganz bewusst ruhig zu atmen.

▶ Prüfen Sie, ob Sie in einer „ganz normalen" Schwindelsituation sind/waren (auf einem Karussell oder Schiff, in exponierte Höhe), ob Sie eventuell zu lange nichts gegessen haben trotz starker Anstrengung oder zu wenig Flüssigkeit getrunken haben – dann besteht keine Ursache, an eine Krankheit zu denken.

▶ Trinken Sie einige Schluck Wasser – idealerweise kühles Wasser –, das hilft, den Kreislauf wieder in Schwung zu bringen.

▶ Wenn Sie das Gefühl haben, der Schwindel wurde durch Energiemangel ausgelöst, kann der Griff zu einem Stück Schokolade, zu Traubenzucker oder einem zuckerhaltigen Getränk helfen.

▶ Legen Sie sich hin, und lagern Sie Ihre Beine hoch, bis der Schwindel nachlässt.

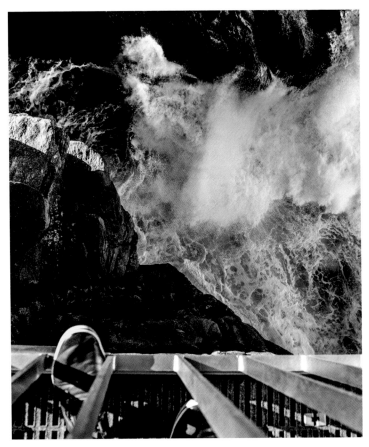

Schwindelgefühle in großer Höhe zu empfinden (trotz Sicherheitsgelän-der), ist an sich nicht krankhaft, sondern eine ganz normale Reaktion auf eine (vermeintliche) Gefahr. Wichtig ist, dass man den Schwindel durch die oben genannten Maßnahmen wieder rasch in den Griff bekommt.

In folgenden Fällen sollte Sie unbedingt den Notarzt rufen:

▶ Der Schwindel verschwindet trotz der oben getroffenen Maßnahmen nicht nach wenigen Minuten.

▶ Der Schwindel wird als drehend empfunden.

▶ Es gibt begleitende Symptome wie ein Taubheitsgefühl des Körpers/von Körperteilen, Sprechstörungen oder Bewegungsprobleme.

Falls Sie Ihren einmaligen Schwindel gut in den Griff bekommen haben und beschwerdefrei sind, müssen Sie sich keine Sorgen machen. Falls Sie jedoch wiederholt einen Anfall haben, ist es jetzt wichtig für Sie, einzuschätzen, ob Sie nun einen Arzt aufsuchen müssen.

## Gehen Sie in jedem Fall zum Arzt,

▶ wenn Schwindel **ohne ersichtlichen Anlass** wieder auftritt, insbesondere

▶ wenn Sie **wiederkehrend** von akuten und heftigen Schwindelattacken betroffen sind, für die Sie keine Ursache erkennen können,

▶ wenn der Schwindel immer von **bestimmten Kopfbewegungen** ausgelöst wird,

▶ wenn zum Schwindel folgende **Beschwerden** kommen (einzeln oder auch mehrere gemeinsam): Übelkeit, Kopfschmerzen, Sehstörungen, Ohrensausen, Atemnot, Herzstolpern, Fieber, Benommenheit, starke Müdigkeit,

▶ wenn Schwindel oder Gleichgewichtsprobleme **länger anhalten**,

▶ wenn Ihnen regelmäßig in **ganz bestimmten Situationen** schwindelig wird.

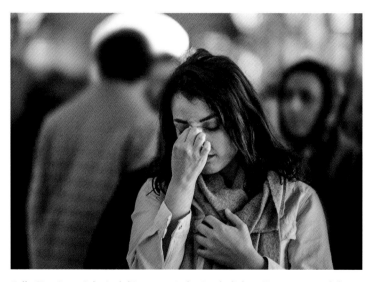

**Falls Sie einen Schwindel immer wieder in ähnlichen Situationen erleben, etwa in Menschenmengen, kann es sich um Angstschwindel handeln, der gut psychotherapeutisch behandelbar ist.**

## Achtung zentraler Schwindel!

Wenn die Schwindelanfälle ihren Ursprung im Gehirn haben, gilt Alarmstufe Rot! Ursächlich kommen zum Beispiel ein Schlaganfall, Blutungen oder ein Tumor, aber auch Vergiftungen infrage.

Hierbei geht der Schwindel regelmäßig mit Seh-, Schluck- oder Sprechstörungen, auch mit Missempfindungen des Tastsinnes oder Lähmungserscheinungen im Gesicht oder an den Armen einher. In all diesen Fällen sollte der Notarzt gerufen werden.

## Die HINTS-Untersuchung

Eine der Standard-Diagnosemöglichkeiten, um vor allem die (Lebens-)Bedrohlichkeit eines Schwindels einzuschätzen, ist seit einigen Jahren der sogenannte HINTS-Test.

Dabei handelt es sich um einen dreistufigen Test, mit dem anhand der Augenbewegungen ohne Apparatemedizin schnell und unkompliziert festgestellt werden kann, ob der Schwindel durch Verletzungen im Gehirn hervorgerufen wird. Im Einzelnen untersucht man Folgendes:

▶ HI – Head Impulse – was macht die Kopfbewegung mit den einen Punkt fixierenden Augen

▶ N – Nystagmus – besteht ein Augenzittern und wenn ja, welche Richtung hat es

▶ TS – Test of Skew

(HINTS): Head Impulse: Der Patient fixiert während des gesamten Manövers die Nasenspitze des vor ihm stehenden Untersuchenden. Dieser nimmt den Kopf des Patienten zwischen seine Hände, dreht ihn ein wenig zur Seite, um ihn dann ruckartig wieder geradezustellen. Der Test sollte für jede Seite mehrmals wiederholt werden.

Zeigt das Auge des Patienten, der die ganze Zeit auf die Nase des Untersuchenden schauen soll, Einstell"zuckungen", spricht dies für eine periphere vestibuläre Störung. Folgt die Pupille dagegen unmittelbar dem fixierten Punkt, spricht das – vor dem Hintergrund der Schwindelsymptomatik – eher für eine Schädigung im Gehirn.

(HINTS) Nystagmus: Beobachtung der Augen in Blickrichtung rechts und links, jeweils mindestens 10 Sekunden, die Augen dürfen dabei nichts fixieren (daher muss der Patient eine spezielle Brille aufsetzen). Wechselt das Augenzittern mit dem Richtungswechsel die Schlagrichtung, weist dies auf eine zentrale Ursache hin.

(HINTS) Test of Skew (siehe Bild): Der Patient fixiert ein Objekt, während der/die Untersuchende abwechselnd die Augen abdeckt. Er/Sie beobachtet, ob eine vertikale Korrekturbewegung des Auges stattfindet – ein Hinweis auf eine Schädigung des Gehirns.

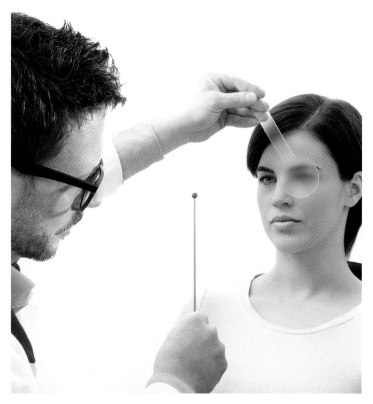

Test of Scew: Abdecktest, mit dem untersucht wird, ob eine Korrekturbewegung des Auges nach oben/unten beim Fixieren eines Objekts stattfindet.

## Nystagmus

Mit dem Wort Nystagmus werden Augenbewegungen bezeichnet, die nötig sind, um etwas fortlaufend fixieren zu können, auch dann, wenn man selbst in Bewegung ist. – Stellen Sie sich einen Baum vor, den Sie aus einem fahrenden Zug im Auge behalten. Das Auge muss ständig nachstellen, ruckt also, was aber völlig unbemerkt verläuft.

Es gibt jedoch auch einen krankhaften Nystagmus, er tritt auf, ganz ohne dass Sie sich in Bewegung befinden. Und das hat dann zur Folge, dass Sie sich fühlen, als ob Sie sich in Bewegung befänden. Die logische Folge: starker Schwindel, meist ein Drehschwindel.

Dies kann zu Gleichgewichtsstörungen und einer starken Übelkeit führen.

Patienten mit einem pathologischen Nystagmus sind in einem sehr schlechten Gesundheitszustand und benötigen daher dringend diagnostische und therapeutische Hilfe. Der HINTS-Test kann dazu beitragen.

# Abklärung eines peripheren Schwindels durch den Arzt

Falls Sie anhaltende bzw. wiederkehrende Probleme mit Schwindel und/oder Benommenheitsgefühlen haben, ohne dass diese akut bedrohlich sind, sollten Sie sich für eine Diagnostik beim Hausarzt bzw. HNO-Arzt entscheiden.

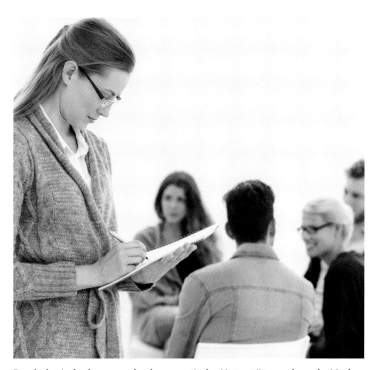

Psychologische bzw. psychotherapeutische Unterstützung kann bei jeder Art von Schwindel hilfreich sein. Für bestimmte Schwindelerkrankungen gibt es auch Selbsthilfegruppen, der Kontakt kann am besten über die Schwindelambulanzen und -kliniken hergestellt werden.

Oft hilft bereits ein ausführliches Gespräch mit der Hausärztin, die ihre Patienten und eventuell bestehende Gesundheitsprobleme gut kennt. Gegebenenfalls wird sie an einen Facharzt überweisen, z. B. einen Hals-Nasen-Ohren-Arzt, einen Neurologen, Internisten oder Psychiater. Es gibt zudem Kliniken mit speziellen Schwindelambulanzen (siehe die Liste auf Seite 99).

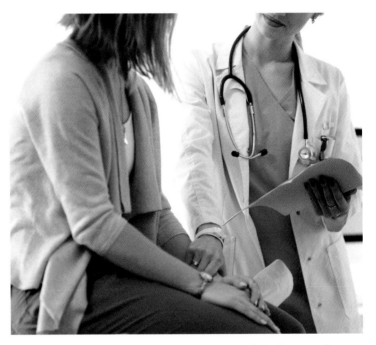

**Ein Schwindel schränkt in jedem Fall stark ein, ärztliche Beratung ist unumgänglich, auch um abzuklären, ob Medikamente Linderung verschaffen können.**

## Psychologische Begleitung ist sehr oft hilfreich

Schwindelanfälle, insbesondere regelmäßig wiederkehrende, stellen für die Betroffenen eine enorme psychische Belastung dar. Sie können während der Anfälle ein Gefühl der Bedrohung, starke Angst – bis hin zu Todesangst –, in jedem Fall aber das Gefühl, hilflos ausgeliefert zu sein, empfinden. Und nicht nur in dem Moment des Schwindelanfalls fühlt es sich schrecklich an, sondern auch in den schwindelfreien Phasen – wegen der Angst vor dem nächsten Schwindelanfall.

Das beeinträchtigt die Lebensqualität stark. Aus diesem Grund kann es bei jeder Art des Schwindels sinnvoll sein, gerade auch bei den nicht in der Psyche begründeten Schwindelarten, psychotherapeutische Hilfe in Anspruch zu nehmen.

Parallel zu den vom Arzt gegebenenfalls verschriebenen Medikamenten können Sie bei einer Schwindelerkrankung in den allermeisten Fällen selbst dazu beitragen, dass Ihr Schwindel weniger häufig auftritt und/oder besser erträglich wird. Finden Sie dazu mehr im folgenden Kapitel.

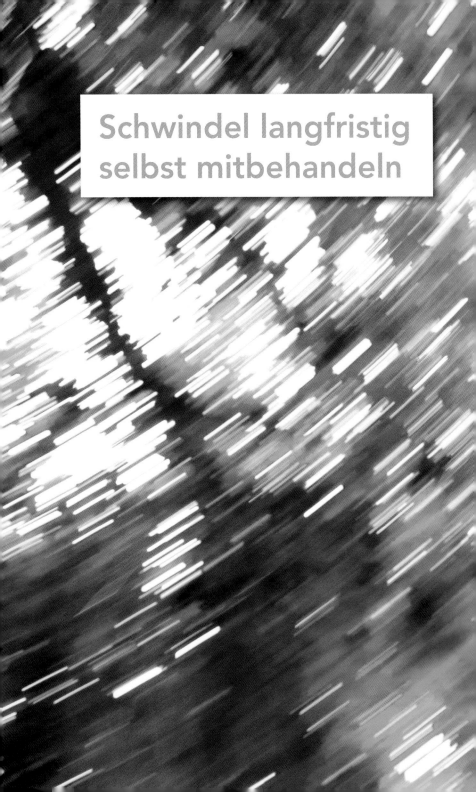

# Schwindel langfristig selbst mitbehandeln

Bei länger anhaltendem, oder auch über längere Zeit immer wieder auftretendem Schwindel kann der/die Betroffene sehr gut selbst zu einer Besserung der Beschwerden beitragen. Dabei geht es um

▶ das Bewusstwerden für die Auslöser und Begleitumstände des Schwindels,

▶ das Erlernen von Übungen, die dem Schwindel entgegenwirken. Dabei geht es sowohl um konkrete Manöver – etwa beim gutartigen Lagerungsschwindel – also auch um Gleichwichts-, Kräftigungs- und Konfrontationsübungen.

Das Gleichgewicht ganz allgemein wieder zu finden und mit einfachen täglichen Übungen zu behalten, ist ein wichtiges Thema bei Schwindel im Alter. Für Patienten mit psychogenem Schwindel geht es mehr darum, sich den konkreten schwindelauslösenden Situationen maßvoll, aber regelmäßig zu stellen. Der HWS-Schwindel ist mit Entspannungs- und Kräftigungsübungen für die Schultermuskulatur gut in den Griff zu bekommen.

In der langfristigen Selbstbehandlung von Schwindel geht es darüber hinaus auch um

▶ das Kennenlernen und Anwenden von Entspannungsübungen. Zum Einstieg ins Thema bekommen Sie hier zwei Methoden vorgestellt, die sehr alltagspraktisch sind. Wer damit gut zurechtkommt, kann sich tiefer in das breite Angebot von Atem- und Entspannungsübungen einarbeiten – es gibt zahlreiche wirkungsvolle Methoden und Übungen. Sie können diese in Form von Kursen, Büchern, Audios und Videos kennenlernen.

## Schwindeltagebuch

Hilfreich für jeden Schwindelpatienten ist es, die Anfälle zu dokumentieren. In einem solchen Schwindeltagebuch wird jeder Schwindelanfall genau beschrieben, von der Uhrzeit über die Art und Dauer des Anfalls und alle Begleitumstände.

Damit bekommt der behandelnde Arzt wertvolle Informationen bei seiner Suche nach der Ursache der Schwindelanfälle nach Behandlungsmethoden. Vor allem aber auch Sie selbst bekommen so einen Überblick beispielsweise über auslösende Faktoren, hilfreiche Maßnahmen und Medikamente. Nicht zuletzt trägt ein Schwindeltagebuch dadurch zu mehr Sicherheit und Eigenständigkeit im Umgang mit Ihrer Erkrankung bei.

## Schwindeltagebuch

**a. Art des Schwindels**
S = Schwankschwindel (wie auf einem Schiff)
D = Drehschwindel (wie in einem Karussell)
G = Gangunsicherheit
B = Benommenheitsgefühl
? = unklares Gefühl

**b. Auslöser**
1 Kopfbewegung
2 Aufsetzen/Aufstehen
3 beim Gehen
4 visuelle Reize
5 Situation (z. B. Einkaufen, enge Räume)
6 Husten, Pressen, Niesen
7 andere:_____

**c. begleitende Beschwerden**
A Übelkeit/Erbrechen
B Sehstörungen
C Stand- und Gangunsicherheit
D Sturzneigung
E Kopfschmerzen
F Hörminderung
G Tinnitus
H andere Ohrgeräusche
I Licht- oder Lärmempfindlichkeit
J Herzrasen
K Atemnot
L Schwitzen
M Angst
N andere:_____

**d. Therapie**
1 Lagerungsmanöver
2 Krankengymnastische Übungen
3 Ruhe
4 Medikament gegen Schwindel
5 Medikament gegen Übelkeit
6 Schmerzmittel
7 andere Medikamente
6. andere Therapie _____

**e. weitere Informationen**
(Blutzuckerwert, Blutdruck usw.)
andere:_____

| Datum | Uhrzeit | Art des Schwindels | Dauer des Schwindels |
|---|---|---|---|
| | | Buchstabe laut a eintragen | Sekunden, Minuten, Stunden |
| **Beispiel** 17.04.20 | 16:30 | S, G, B | 15 min. |
| | | | |

70

| Stärke des Schwindels | | | Auslöser | begleitende Beschwerden | eigene Therapie | weitere Informationen |
|---|---|---|---|---|---|---|
| leicht | mittel | stark | Zahl laut **b** eintragen | Buchstabe laut **c** eintragen, mit Seite R/L | Zahl laut **d** eintragen | laut **e** eintragen |
| | X | | 5 | B, C, L | 2, 5 | Stress |
| | | | | | | |
| | | | | | | |
| | | | | | | |
| | | | | | | |
| | | | | | | |
| | | | | | | |
| | | | | | | |
| | | | | | | |
| | | | | | | |
| | | | | | | |
| | | | | | | |
| | | | | | | |
| | | | | | | |
| | | | | | | |
| | | | | | | |
| | | | | | | |

# Befreiungsübungen bei Lagerungsschwindel

Gegen den gutartigen Lagerungsschwindel gibt es seit Jahrzehnten bewährte Übungen, sogenannte Befreiungsübungen bzw. Befreiungsmanöver. Wir stellen hier zwei Methoden vor. Sie dienen dazu, die Ohrsteinchen (Otolithen) aus den Bogengängen des Gleichgewichtsorgans herauszubefördern und wieder an ihren eigentlichen Ort, die sackartigen Ausstülpungen im Gleichgewichtsorgan, zu bringen (siehe das Bild auf Seite 34).

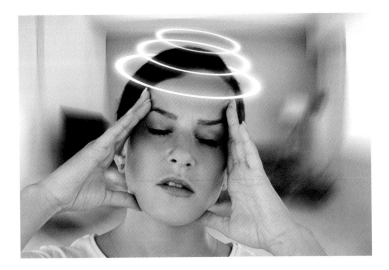

**Studien konnten zeigen, dass die Befreiungsübungen, sorgfältig ausgeführt, bei mindestens 90 % der Patienten zu Schwindelfreiheit führen.**

Beachten Sie jedoch, dass diese Manöver das erste Mal auf jeden Fall beim behandelnden Arzt durchgeführt werden sollen. Da der Erfolg von der sehr korrekten Ausführung der Bewegungen, insbesondere der Drehung und Neigungen des Kopfes abhängt.

## Therapie nach Sémont

Eine Möglichkeit der Selbstbehandlung des gutartigen Lagerungsschwindels:

Hier wird die Übung für den Lagerungsschwindel beschrieben, der im **rechten** Innenohr seine Ursache hat. Sie sollten sich auf der **rechten** Bettseite (aus der Liegestellung auf dem Rücken gesehen) befinden und Beinfreiheit zum Sitzen haben.

Setzen Sie sich auf Ihr Bett wie auf einen Stuhl oder wie um etwa die Schuhe auszuziehen. Sitzen Sie aufrecht, gerader Rücken, Kopf aufrecht, das Kinn gerade, eher nach hinten zurückgenommen.

1. Drehen Sie den Kopf 45° zur **linken** Seite (90° würde bedeuten, dass das Kinn genau über der Schulter wäre – 45° bedeutet demnach eine Stellung zwischen „gerade nach vorne" und „komplett zur Seite" zu schauen).

2. Legen Sie sich nun nach **rechts** seitlich auf die Liege, ohne die Kopfposition in Bezug zum Körper zu ändern. Der Blick geht damit jetzt nach schräg oben.

3. Anschließend den Körper so schnell wie möglich(!) zur **linken** Seite legen, wobei der Kopf seine Position gegenüber dem Körper nicht ändert. In der Liegeposition blicken die Augen schräg nach unten zu Bett und Boden.

4. Langsam wieder in die Sitzposition aufrichten, der Kopf immer noch 45° zur Körperachse gedreht (also immer noch nach **links** blickend). Kopf in die Mittelstellung bewegen. Aufrecht noch einige Minuten sitzen bleiben, mindestens so lange wie aufgetretener Schwindel besteht.

Führen Sie diese Bewegungsfolge mehrmals am Tag aus, jeweils dreimal hintereinander. Am wirksamsten ist die Übung morgens nach dem Aufwachen. Auch wenn Sie es als unbequem empfinden mögen, verzichten Sie auf eine Kissenunterlage für den Kopf, das würde die Wirksamkeit der Übung verringern.

Falls der Lagerungsschwindel im **linken** Innenohr seine Ursache hat, führen Sie die Übungen 1 bis 4 **gegengleich** aus. Ersetzen Sie „links" jeweils durch „rechts" und umgekehrt.

Dieses Manöver hat bei korrekter Haltung des Kopfes eine hohe Erfolgsquote. Die Übungen können beendet werden, sobald sich durch diese kein Schwindel mehr in der Seitenlage auslösen lässt.

Diese Beschreibung basiert auf einer Anleitung, die vom DSGZ – Deutsches Schwindel- und Gleichgewichtszentrum – in München auf dessen Webseiten für Patienten zur Verfügung gestellt wird.

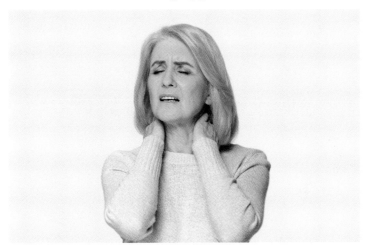

Für Patienten mit Problemen an der Halswirbelsäule ist das Sémont-Manöver die bessere Wahl.

## Therapie nach Epley

Eine zweite Möglichkeit der Selbstbehandlung des gutartigen Lagerungsschwindels:

Hier wird die Übung für den Lagerungsschwindel beschrieben, der im **rechten** Innenohr seine Ursache hat. Sie sollten auf der **linken** Bettseite (aus der Liegestellung auf dem Rücken gesehen) und Beinfreiheit zum Sitzen haben.

Setzen Sie sich auf Ihr Bett, in Längsrichtung (wie zum Schlafen-gehen). Positionieren Sie ein flaches schmales Kissen so, dass Sie beim Hinlegen mit den Schultern darauf landen werden. Der Kopf sollte über das Kissen hinausragen, also in der Liegend-Position leicht nach hinten überstreckt sein. Setzen Sie sich auf-recht, die Beine nach vorne ausgestreckt (so weit es geht).

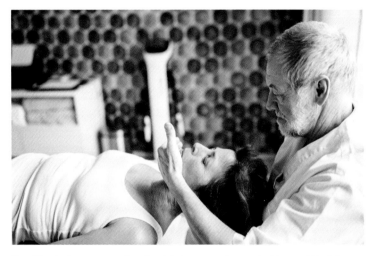

**Der Physiotherapeut zeigt die richtige grundlegende Liegend-Position – zu Übungszwecken ohne Kopfdrehung – für das Epley-Manöver.**

Wichtig für den Erfolg der Behandlung ist die schnelle Ausfüh-rung der Bewegungen des Kopfes im Raum, sei es Drehen oder auch Ablegen/Aufsetzen.

1. Drehen Sie den Kopf 45° zur **rechten** Seite (90° würde bedeuten, dass das Kinn genau über der Schulter wäre – 45° bedeutet demnach eine Stellung zwischen „gerade nach vorne" und „komplett zur Seite" zu schauen).

2. Legen Sie sich – den Kopf unverändert in der Schräg-Position – rasch auf den Rücken, Schultern kommen auf dem Kissen zum Liegen, sodass der Kopf leicht nach hinten überstreckt ist. 30 Sekunden warten.

3. Drehen Sie jetzt den Kopf nach **links**, ohne ihn dabei anzuheben, spiegelverkehrt in genau dieselbe Position wie vorher links (45° zur rechten Seite). Wieder 30 Sekunden warten.

4. Nun rollen Sie mit Körper und Kopf 90° nach **links** – ohne die Position des Kopfes zum restlichen Körper zu ändern. In der Endposition liegt der Körper auf der rechten Seite (gerne abgestützt durch Arm und ein leicht angewinkeltes Bein), der Kopf ist aber etwas weiter Richtung Boden gedreht. 30 Sekunden warten.

5. Direkt aus dieser Lage setzen Sie sich jetzt seitlich auf – wiederum ohne die Position von Kopf zu Körper zu ändern –, die Beine hängen dann seitlich vom Bett herunter (auf der linken Seite von der Ausgangsposition gesehen), die Arme unterstützen beim Aufrichten. 30 Sekunden warten, bevor der Kopf wieder in eine geradeaus blickende Position gebracht wird.Führen Sie diese Bewegungsfolge dreimal täglich aus. Nicht erschrecken, dabei kann ein kurzer Lagerungsschwindel ausgelöst werden.

Beenden Sie die Übungen, wenn 24 Stunden lang kein Schwindel mehr aufgetreten ist, weder beim Üben noch zu anderen Zeiten.

Falls der Lagerungsschwindel im **linken** Innenohr seine Ursache hat, führen Sie die Übungen 1 bis 5 **gegengleich** aus. Ersetzen Sie „links" jeweils durch „rechts" und umgekehrt.

**Beschreibung auf Basis von: Andrea Radtke, Hannelore Neuhauser, Michael von Brevern, Thomas Lempert Neurologische Klinik, Charité Berlin, 1999**

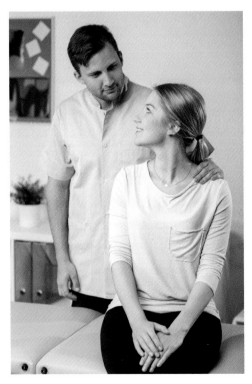

Das Befreiungsmanöver nach Epley hat – wenn es anfangs vom Arzt oder Physiotherapeuten angeleitet und danach auch allein sorgfältig ausgeführt wird – eine hohe Erfolgsquote.

# Übungen bei Schwindel im Alter

Die mit dem Arzt abgesprochene medikamentöse Behandlung können Sie durch gezieltes Training wirkungsvoll unterstützen. Wir stellen hier ein Übungsprogramm zur Gleichgewichtsschulung vor, das sich Schritt für Schritt steigert – von Übungen im Liegen bis hin zu Übungen im Stehen – sogar mit geschlossenen Augen.

Machen Sie daher bitte in Absprache mit Ihrem Arzt regelmäßig die folgenden Übungen.

Idealerweise gehen Sie das Programm in dieser Reihenfolge durch. Sie beginnen also immer im Liegen. Welche Übungen Sie im Sitzen, Stehen und Gehen durchführen können und sollten, besprechen Sie mit Ihrem Arzt.

Das mit ihm abgestimmte Übungsprogramm können Sie jeden Tag zweimal ausführen. Wichtig ist, dass Sie die Übungen im Stehen und Gehen niemals allein durchführen, sondern im Beisein einer weiteren Person, die jederzeit helfend und stützend eingreifen kann. Wenn dies nicht gewährleistet ist, beschränken Sie sich auf die liegenden und sitzenden Übungen und ausgewählte Übungen im Stand, bei denen Sie sich mit einer Hand an einem Stuhl oder an der Wand festhalten (ist im Folgenden erwähnt).

## 1. Im Liegen: Rückenlage, Kopf ggf. durch ein dünnes Kissen unterstützt, Blick zur Decke gerichtet

a. Nur die Augen bewegen – nach oben und nach unten – nach rechts und nach links. 5 Mal wiederholen.

b. Kopf nach vorne anheben, Kinn Richtung Brust, so ca. 5 Sek. halten, langsam den Kopf wieder ablegen. 5 Mal wiederholen.

c. Den Kopf behutsam nach rechts, dann nach links drehen. 5 Mal wiederholen.

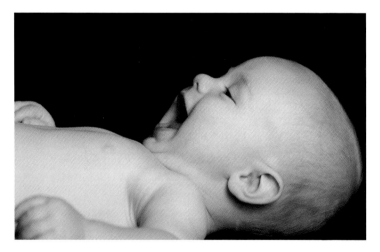

**Eine kräftige Hals- und Nackenmuskulatur ist wichtig für eine jederzeit gute Kopfhaltung und eine gute Funktion des im Kopf sitzenden Gleichgewichtsorgans. Bereits Babys trainieren ihre Hals- und Nackenmuskeln, was dazu beiträgt, dass sie sich dann krabbelnd und später laufend gut im Raum zurechtfinden können.**

## 2. Im Sitzen: aufrecht auf der Bettkante, Füße mit den ganzen Sohlen fest am Boden, Blick geradeaus

a. wie Übung 1a)

b. Kopf neigen, erst nach vorne – 10 Sek. halten–, dann nach hinten – 10 Sek. halten. Achtsame Bewegungen, nicht zu hastig. Danach den Kopf zur rechten, dann zur linken Schulter neigen. Das Ohr bewegt sich Richtung Schulter, die Schulter nicht anheben. Auch hier jeweils 10 Sek. geneigt verharren. Die gesamte Übung 5 Mal wiederholen.

c. Kopf achtsam nach rechts und dann nach links drehen. Schultern bleiben nach vorne gerichtet, das Kinn bleibt erhoben. 5 Mal wiederholen.

d. Auf der Bettkante sitzend den Oberkörper – ohne dass Sie sich verdrehen – zuerst nach rechts, dann nach links neigen, dabei mit den Armen abstützen. Nur so weit neigen, wie Sie aus eigener Kraft wieder in die Aufrechte kommen. 5 Mal wiederholen.

e. Die Beine gut hüftbreit auseinanderstellen. Einen Gegenstand wie ein kleines Kissen, Plüschtier oder einen Apfel nach vorne beugend beidhändig zwischen die Füße abstellen und wieder aufheben. 5 Mal wiederholen. Dann mit geschlossenen Augen 5 Mal wiederholen.

### 3. Im Stehen: Beine hüftbreit, Knie nicht ganz durchgedrückt, Brust angehoben, Schultern nach hinten unten, Kinn aufrecht (nicht zu hoch) und etwas nach hinten gezogen

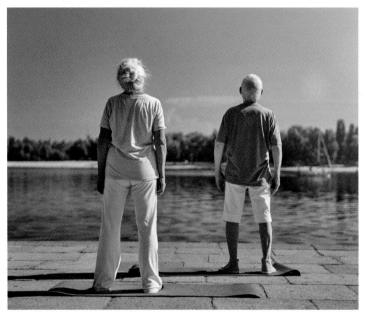

Achtsames Kopfneigen im Stehen: Zuerst das Kinn nach unten zur Brust neigen, 10 Sek. verharren, dann den Kopf behutsam in den Nacken neigen – so weit es ohne Schmerzen geht –, wieder 10 Sek. in dieser Stellung verharren. Mobilisiert und kräftigt den Nacken und trainiert das Gleichgewichtsorgan.

a. wie Übung 2b) – ggf. mit einer Hand abstützen/festhalten

b. wie Übung 2c) – ggf. mit einer Hand abstützen/festhalten

c. Einen Arm waagerecht ausstrecken, dann den Zeigefinger langsam in Richtung Nase bewegen – dabei den Finger mit den Augen fixieren – den Arm wieder ausstrecken. 5 Mal. – ggf. mit der freien Hand abstützen/festhalten

d. Einen tennisballgroßen Softball in Brusthöhe beginnend im Bogen von einer Hand in die andere werfen und zurück. 5–10 Wiederholungen.

## 4. Im Gehen: aus der aufrechten Stellung heraus beginnend, wie sie in 3. beschrieben ist

a. Durch den Raum hin und her gehen. Blick gerade nach vorne (nicht auf die Füße!). 5 Runden. Dann die Gehübung mit geschlossenen Augen wiederholen – bei Unsicherheit in jedem Fall mit einem Begleiter/einer Begleiterin an der Hand.

b. Gehen in Minischritten: Einen Fuß unmittelbar vor den anderen setzen. Wenn das mit offenen Augen ein paar Runden gut klappt, dann mit geschlossenen Augen wiederholen – bei Unsicherheit in jedem Fall mit einem Begleiter/einer Begleiterin an der Hand.

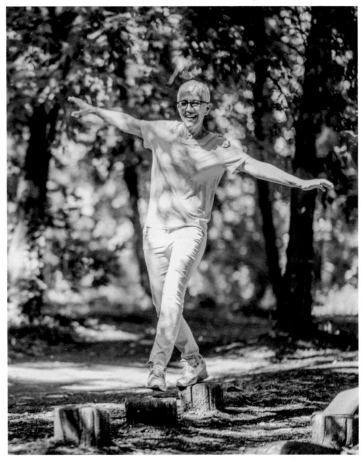

Auch bei psychogenem Schwindel oder Schwindel im Alter können Gleichgewichtsübungen hilfreich sein. Sie versprechen einen maximalen Effekt, wenn sie frühzeitig begonnen werden, und machen im Freien viel Spaß.

# Übungen gegen psychogenen Schwindel

Wenn man ungewollte Schwindelgefühle erlebt, die sich darüber hinaus nicht sofort abstellen lassen, dann fühlen sich die Betroffenen oft ausgeliefert. Die gewohnte Kontrolle über sich und die Umwelt fehlt.

Der erste Reflex darauf ist natürlicherweise eine Vermeidungshaltung: Man geht der auslösenden Situation und auch allem, wovon man denkt, dass es mit dem Schwindelanfall zusammenhängt, aus dem Weg. Das bringt in vielen Fällen große Einschränkungen für die Betroffenen mit sich, etwa wenn man Höhenerfahrungen – und sei es nur eine schmale Brücke – meidet oder auch Menschenmengen in Einkaufszentren, auf der Kirmes, im Bahnhof.

## Wieder mehr Kontrolle

Wichtig bei psychogenem Schwindel ist das Wiedergewinnen der Kontrolle über sich selbst und die Umwelt. Das bedeutet in diesem Fall dreierlei:

1. Wissen: Der Patient muss eine sorgfältige Diagnostik durchlaufen, bei der er umfassend über Sinn und Funktionsweise der Tests aufgeklärt wird.

2. Sicherheit: Wichtig ist der sichere Ausschluss akuter körperlicher Ursachen des Schwindels. Das nimmt dem Patienten die große Bürde an Angst vor einer schweren Erkrankung.

3. Handlungsfreiheit wiedererlangen: Zuletzt geht es darum, den/die Betroffene/n zu motivieren, genau das Gegenteil dessen zu tun, was er/sie gemacht hat, um Schwindel zu vermeiden. Denn es geht beim Training gegen psychogenen Schwindel darum, aktiv und bewegt zu sein.

## Tipps

Setzen Sie sich bewusst regelmäßig den mit Angst vor Schwindel besetzten Alltagssituationen aus. Machen Sie das jeweils immer nur kurz, steigern Sie die Dauer erst nach und nach, wenn Sie gut mit der Situation zurechtkommen. Hilfreich kann die Begleitung durch eine Person Ihres Vertrauens sein. Sie kann sowohl motivierend einwirken als auch vor Überforderung warnen.

Bewegen Sie sich regelmäßig: Gute Antischwindel-Sportarten sind alle Ballsportarten, denn sie erfordern es, dass während der Bewegung im Raum ein Ziel erfasst wird (der Ball, der Mitspieler, der Gegner, das Tor usw.).

Ergänzend helfen Entspannungsverfahren, Dehnungsübungen, evtl. Neurofeedback und das Erarbeiten persönlicher Bewältigungsstrategien mithilfe eines Ergo- oder auch Psychotherapeuten.

# Physio-Übungen bei HWS-Schwindel

Die folgenden Übungen können Sie zu Hause ohne weitere Hilfsmittel durchführen. Der Übungszyklus beginnt mit Lockerungsübungen, anschließend gibt es einige Kräftigungsübungen.

1. Lockern – Ausgangsstellung aufrecht stehend, Beine hüftbreit, Knie entriegelt, der Blick geradeaus:

   a. Schulterkreisen nach hinten und nach vorne mit größtmöglichem Bewegungsumfang, das mobilisiert den Schultergürtel.

   b. Eine Hand seitlich am Oberschenkel entlang Richtung Boden schieben, den Kopf zur anderen Seite neigen (Körper nicht verdrehen), die Position einige Sekunden halten, das dehnt den großen Trapezmuskel. Seitenwechsel.

2. Kräftigung des Schulter-Nacken-Bereichs:

   a. Aufrechter Sitz, Rumpfspannung halten, Ellenbogen im 90° Winkel am Körper vorbeiziehen und Schulterblätter zusammenziehen (Rudern). Wiederholung nur, bis es schwer wird.

b. Aufrechter Sitz, Rumpfspannung halten, Arme nach oben ausstrecken und im 90° Winkel Ellenbogen an den Seiten nach hinten unten ziehen, am Schluss auch die Schulterblätter zusammenziehen. Wiederholungen nur, bis es schwer wird.

c. Bauchlage, Hände seitlich am Kopf halten und Oberkörper nach oben abheben, kurz halten und langsam wieder absenken. Vereinfachung für Trainingsanfänger: Hände vor dem Gesicht auf den Boden legen, Ellenbogen zeigen nach außen. Nun helfen die Arme ganz wenig mit beim Heben des Oberkörpers, die meiste Kraft soll aus dem Rücken kommen. Mehrere Wiederholungen.

d. Rückenlage, Kopf anheben und ihn mehrere Sekunden halten, dann wieder (sanft) ablegen. Die Übung beenden, BEVOR ein Muskel anfängt zu krampfen. Dann behutsam aus der Übung herausgehen, entspannen.

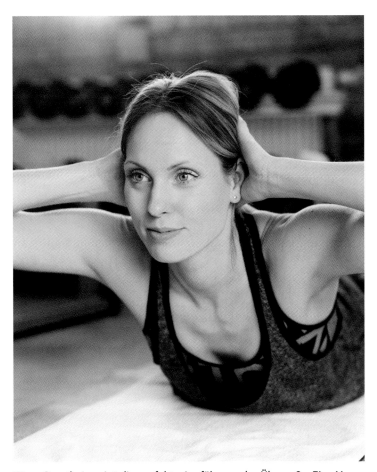

Diese Sportlerin zeigt die perfekte Ausführung der Übung 2c. Eine Vereinfachung für den Anfang ist, wenn Sie die Hände vor dem Gesicht auf
dem Tuch ablegen. Langsam die Wiederholungen und auch die Dauer
des Haltens steigern.

# Tipps gegen Schwindel aufgrund von niedrigem Blutdruck

Wenn Ihnen aufgrund von zu niedrigem Blutdruck – oder auch von starken Blutdruckschwankungen – häufig schwindelig wird, kann es helfen, den Kreislauf zu unterstützen. Die Möglichkeiten dafür sind vielfältig, es geht um Achtsamkeit, hilfreiche Anwendungen und Bewegung.

## Achtsamkeit

▶ **Achtsam aufstehen**
Nehmen Sie sich morgens nach dem Aufwachen etwas Zeit im Bett, um Ihren Kreislauf anzuregen. Nicht hastig aufspringen, das zwingt den Kreislauf ziemlich sicher in die Knie und Schwindel ist die Folge. Strecken Sie sich stattdessen erst einmal ausgiebig, fahren Sie mit den Beinen Fahrrad in der Luft, rollen Sie sich abwechselnd nach links und rechts.

▶ **Regelmäßige Bewegung**
Anregend auf den Kreislauf wirken tägliche intensive Spaziergänge an der frischen Luft, oder regelmäßige Nordic-Walking-Touren. Das stärkt des Herz-Kreislaufsystem auch nachhaltig.

▶ **Wechselduschen und Kaltwasseranwendungen**
Warm-kalte Wechselduschen und auch Kneipp-Kuren wie
Wassertreten oder Kaltwassergüsse an Armen und Beinen
bringen Ihren Kreislauf auf Touren.

▶ **Fäuste ballen**
Eine gute Möglichkeit mehr Blut durch den Körper zu
pumpen. Einfach etwa zehn Mal die Hände zu Fäusten
ballen und wieder öffnen. Das eignet sich besonders
gut, wenn Sie einen akuten Schwindelanfall abwehren
möchten.

▶ **Waden anspannen und locker lassen**
Auch dies lässt das Blut wieder besser im Körper zirkulie-
ren. Wadenanspannen funktioniert im Stehen, wenn man
abwechselnd auf die Zehenspitzen geht und dann den
Fuß wieder absenkt – kann gegengleich oder parallel ausgeführt werden. Letzteres erfordert etwas mehr Gleich-
gewichtsgefühl. Diese Übung ist auch gut vor dem Aufstehen auszuführen: Liegend ein paar Mal die Zehen
anziehen und strecken.

▶ **Ausreichend Trinken**
Die Trinkflüssigkeit erhöht die Menge des Blutvolumens
im Körper und hebt den Blutdruck. Wichtig dabei:
Trinken Sie über den Tag verteilt regelmäßig kleine
Mengen. So gelangt das meiste Wasser in den Körper.

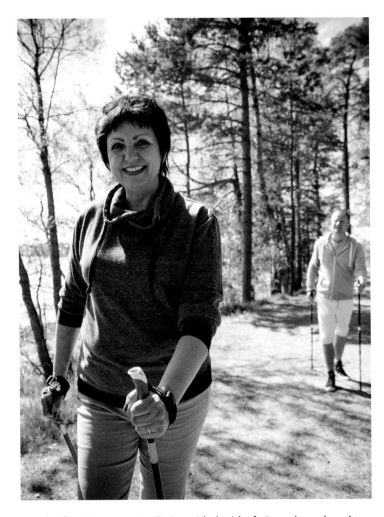

Regelmäßige Bewegung im Freien wirkt kreislaufstützend – und macht ganz nebenbei auch noch gute Laune. Gönnen Sie sich dreimal wöchentlich mindestens 30 Minuten Bewegung an der frischen Luft.

# Atem- und Entspannungstechniken gegen Schwindel

Solche Übungen sind auch in schwindel-freien Zeiten immer hilfreich. Sie helfen, Abstand vom Alltagsstress zu bekommen.

## Achtsames Atmen

Im Atmen steckt etwas sehr Kraftvolles, richtiges Atmen kann Blockaden lösen, Energie verleihen, mehr Gelassenheit schenken. Das ist gerade bei Schwindelerkrankungen sehr hilfreich, weil die Schwindelauslöser oft Verspannungen/Verkrampfungen sowie die Angst vor dem nächsten Schwindelanfall sind.

Meist atmen wir unbewusst, ohne darüber nachzudenken. Das ist wichtig, denn sonst wären wir den ganzen Tag damit beschäftigt, nur ans Atmen zu denken, und hätten den Kopf nicht für andere Dinge frei.

Manchmal macht es aber auch Sinn, eine Zeit lang die Aufmerksamkeit nur auf das Atmen zu lenken. Damit wenden wir den geistigen Blick nach innen. Der Atem wird tiefer, der Puls verlangsamt sich, der Blutdruck sinkt, Anspannung kann der Entspannung Platz machen, nach einer Atemübung nimmt die Konzentrationsfähigkeit zu.

▶ **Eine einfache Atemübung:**

Diese meditative Übung ist am besten zu erlernen, wenn Ihnen die Anleitung von jemand Nahestehendem ruhig und mit ausreichend langen Pausen vorgelesen wird. Wenn Sie später auch allein üben möchten, können Sie die Anleitung auch als Audio aufnehmen (lassen).

„Mach es dir im Sitzen oder im Liegen bequem, schließe deine Augen, damit du nicht abgelenkt bist. – Spüre nun deinen Atem, der durch die Nase in dich hineinfließt. Fühle einige Atemzüge lang einfach nur das Heben und Senken deines Bauches. – Atme dann tief in den Bauch hinein, spüre, dass er sich mit Luft füllt und atme weiter, bis auch deine Lunge und dein Brustkorb prall mit Luft gefüllt sind. Halte den Atem kurz an, und atme dann durch den Mund, aber bewusst langsam wieder vollständig aus. Auf diese Weise weiteratmen, immer tief einatmend, kurz anhaltend, langsam ausatmend. Wenn möglich, verlängere von Atemzug zu Atemzug deine Ausatmung. – Aufkommende Gedanken hältst du nicht fest, sondern lässt sie weiterziehen wie Wolken am Himmel. Nimm sie wahr und kehre zu deinem Atmen zurück. Atme einfach weiterhin tief ein und aus, bis der Atem ganz von allein fließt. – Kehre dann langsam wieder ins Hier und Jetzt zurück."

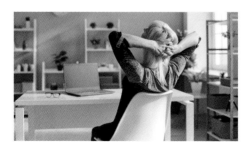

**Entspannende Atemübungen sind schnell zu erlernen und dauern nicht lange. Ideal für kurze Auszeiten zur Regeneration, zuhause wie im Büro.**

# Progressive Muskelentspannung

Unter Stress spannen wir unwillkürlich unnötig Muskeln an. Das führt zu Verspannungen und kann ein Auslöser für Schwindel sein. Die Methode der progressiven Muskelentspannung hilft, solche Verspannungen zu erkennen und aufzulösen und kann so zu einem schwindelfreieren Leben beitragen.

Progressive Muskelentspannung ist einfach zu erlernen, aber wirkungsvoll. Nach nur kurzer Übungszeit können Sie in weniger als 15 Minuten ganzkörperlich entspannen, sei es zuhause, im Büro oder auch unterwegs auf Reisen.

Das Konzept der progressiven Muskelentspannung hat der amerikanische Physiologe Edmund Jacobson bereits in den 30er-Jahren des letzten Jahrhunderts entwickelt. Er verwendet den Begriff „progressiv" im Sinne von Entspannung „voranschreitend" oder „Schritt für Schritt" durch den gesamten Körper. Denn genau das geschieht bei dieser Entspannungsmethode. Die Anleitung zur progressiven Muskelentspannung gibt es als Audiodatei in den verschiedensten Varianten, stöbern Sie einmal im Buchhandel oder auch auf der Webseite Ihrer Krankenkasse …

So funktioniert es in den Grundzügen: Sie suchen sich einen ruhigen Ort und setzen (oder legen) sich bequem hin. Dann spannen Sie gezielt mithilfe der Audio-Anleitung die Muskeln des Körpers in einer bestimmten Reihenfolge an und lassen sie wieder los. Zuerst die Hände, dann die Unterarme und Oberarme, anschließend den Nacken, die Muskeln des Rückens und so weiter, bis Sie schließlich bei den Füßen angelangt sind.

Wie die oben beschriebene Atemübung schult auch die progressive Muskelentspannung Ihre Körperwahrnehmung. Sie wirkt beruhigend und macht auf Dauer stressresistenter. Schlafstörungen sind damit ebenso wie Schwindelgefühle oft gut in den Griff zu bekommen.

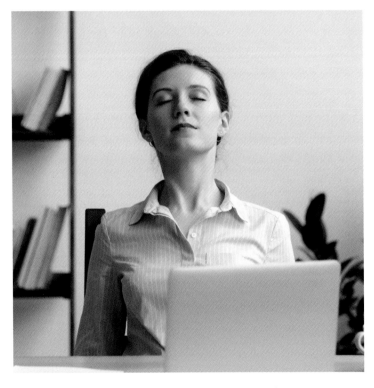

**Einmal sicher erlernt, kann man die progressive Muskelentspannung ganz ohne anleitendes Audio auch im Arbeitsalltag in einer 10- bis 15-minütigen Pause anwenden.**

# Anhang

## Links und Literatur zum Thema Schwindel

### Schwindel allgemein

**gesund.bund.de**

Unter dem Suchbegriff „Schwindel" finden sich viele Arten des Schwindels beschrieben und erklärt, dazu gibt es Aufklärung zu Diagnostik und Behandlung.

Herausgeber der Website ist das Bundesministerium für Gesundheit (BMG), Referat 524 „Nationales Gesundheitsportal"

**www.patienten-information.de/kurzinformationen/schwindel**

gemeinsames Portal von Bundesärztekammer und Kassenärztlicher Bundesvereinigung

**www.neurologen-und-psychiater-im-netz.org/krankheiten/**

Infos zu verschiedenen Arten von Schwindel

Herausgeber dieses Portals sind Berufsverbände und Fachgesellschaften für Psychiatrie, Kinder- und Jugendpsychiatrie, Psychotherapie, Psychosomatik, Nervenheilkunde und Neurologie aus Deutschland und der Schweiz

# Schwindel im Alter

**Deutsche Seniorenliga e.V., Bonn: www.schwindel-im-alter.de**

## Morbus Menière

**www.kimm-ev.de**

KIMM e. V. – »Kontakte und Informationen für Morbus Menière«
ist eine bundesweite Selbsthilfeorganisation für Betroffene der
Krankheit

Hilfe können auch die Webseiten verschiedener auf Schwindel
spezialisierte Kliniken bieten, siehe das nachstehende Adress-
verzeichnis.

Darüber hinaus bieten auch viele Hersteller von Arzneimitteln
gegen Schwindel kompetente Informationen zu diesem kom-
plexen Thema.

# Schwindelzentren/Schwindel-ambulanzen in Deutschland – eine Auswahl

Um Irritationen zu vermeiden: Bei den Kontaktmöglichkeiten sind nur die von der jeweiligen Einrichtung zum Zeitpunkt der Recherche bevorzugten Wege aufgeführt.

15526 Bad Saarow
Helios Klinikum Bad Saarow
Klinik für Neurologie, Schwindelbehandlung
Priv.-Doz. Dr. med. Konstantin Prass, MBA

Kontakt:
Tel.: 033631 7-33 95
E-Mail: konstantin.prass@helios-gesundheit.de

23538 Lübeck
Universitätsklinikum Schleswig-Holstein, Campus Lübeck
Schwindelambulanz Lübeck

Kontakt:
Tel.: 0451 500-43421
E-Mail: ambulanz.neurologie.luebeck@uksh.de

20099 Hamburg
Asklepios Klinik St. Georg
Schwindelzentrum

weiterführende Informationen:
www.asklepios.com/sanktgeorg/schwindelzentrum

12683 Berlin
HNO-Klinik im Unfallkrankenhaus Berlin
Schwindelambulanz Berlin

Kontakt:
Tel.: 030 56 81-43 04
E-Mail: HNOSekretariat@ukb.de

07743 Jena
Universitätsklinikum Jena
Schwindelzentrum

Kontakt:
Tel.: 03641 9-325785
E-Mail: Schwindelzentrum@med.uni-jena.de

37075 Göttingen
Klinik für klinische Neurophysiologie
Ambulanz für Schwindel

Kontakt:
Tel.: 0551 39-8484 oder -8485

45147 Essen
Universitätsklinikum Essen
Schwindel-Zentrum Essen

Kontakt:
E-Mail: schwindel@uk-essen.de

48268 Greven
Zentrum für HNO Schwindelambulanz

Kontakt:
Tel.: 02571 91 93 93
und Online-Terminanfrage auf der Website

34454 Bad Arolsen
Tinnitus-Klinik Dr. Hesse am Krankenhaus Bad Arolsen
Gleichgewichtsambulanz

Kontakt:
Tel.: 05691 800 339

68167 Mannheim
Universitätsklinikum Mannheim
Schwindelambulanz

Kontakt:
Tel.: 0621 383-2442

55131 Mainz
Klinik und Poliklinik für Neurologie
Spezialambulanz Schwindel

Kontakt: Neurologische Poliklinik
Tel.: 06131 17-3110

72016 Tübingen
Universitätsklinikum Tübingen
Zentrum für Schwindel- und Gleichgewichtserkrankungen

Kontakt:
Klinik für Hals-, Nasen- und Ohrenheilkunde, Prof. Dr. Hubert
Löwenheim
Tel.: 07071 29-88006

oder

Abt. Kognitive Neurologie, Prof. Dr. Hans-Peter Thier
Tel.: 07071 29-85662

81377 München
Klinikum Großhadern
Deutsches Schwindel- und Gleichgewichtszentrum (DSGZ)

Kontakt:
Tel.: 089 4400-76980
E-Mail: terminvereinbarung-ifb@med.uni-muenchen.de

84503 Altötting und 84489 Burghausen

InnKlinikum

Schwindellabor

Kontakt Altötting:

Tel.: 08671 509 0

Kontakt Burghausen:

Tel.: 08677 880 0

# Verzeichnis der Fachwörter

**Angstschwindel**:

medizinisch auch **phobischer Schwindel** genannt; ein **psychogener Schwindel**

**Aura (visuelle Aura)**:

Wahrnehmungsstörungen im Zusammenhang mit Migräne, die eine bevorstehende Kopfschmerzphase ankündigen. Die der Kopfschmerzattacke vorausgehende Aura kann sich in diversen Seh-, Gefühls- und Sprachstörungen zeigen.

**benigner, -e, -es:**

gutartig (z. B. benigner **Lagerungsschwindel**)

**bilateraler, -e, -es:**

zweiseitig (z. B. bilaterale **Vestibulopathie**)

**funktionelle Störung:**

ohne sichtbare und messbare Schäden an einem Organ ist dessen Funktion gestört, sodass Beschwerden entstehen; manche Störungen sind auch nachzumessen, z. B. beschleunigter Herzschlag, Schwitzen, Zittern, erhöhte Magen- und Darmbewegungen.

**!** Nicht alle funktionellen Störungen sind rein **psychogen**. Funktioneller Schwindel kann allein durch psychische Probleme entstehen, zumeist entwickelt er sich aber in Kombination mit oder als Folge von einer anderen Erkrankung.

**HWS-Schwindel:**

Schwindel, der aus Problemen der Halswirbelsäule (abgekürzt HWS) entsteht

**Lagerungsschwindel, gutartiger:**

Eine Störung im Gleichgewichtsorgan des Ohrs, wo winzige Steinchen die Sinneszellen irritieren – insbesondere bei einer Änderung der Lage (daher „Lagerungs"schwindel). Das führt zu Schwindelanfällen.

**Menière-Krankheit/Morbus Menière:**

Schwindelkrankheit, deren Ursache ein Überdruck im Innenohr ist. Es kommt zu anfallartigem heftigem Schwindel, zumeist begleitet von Ohrgeräuschen und/oder **Tinnitus**.

**Neuritis:**

Entzündung eines Nervs (Neuritis vestibularis, **Vestibulopathie**)

**Nystagmus:**

Unkontrollierbare, rhythmische Bewegungen (zumeist) der Augen, in diesem Fall auch als „Augenzittern" bezeichnet. Einen Augen-Nystagmus gibt es auch normal, etwa im Schlaf, krankhaft ist er z. B. ein typisches Symptom des Schwindels.

**otogener, -e, -es:**

im Hörorgan liegend (z. B. otogener Schwindel)

**Otolith:**

Gehörsteinchen; sie befinden sich beim Gesunden in zwei ganz bestimmten Strukturen des Gleichgewichtsorgans (dem Sacculus sowie dem Utriculus), von dort losgelöst können sie einen gutartigen **Lagerungsschwindel** verursachen.

**paroxysmaler, -e, -es:**

anfallsartiger, -e , es

**peripherer, -e, -es (medizinisch):**

nicht im Gehirn liegend (im Gegensatz zu **zentral**)

**phobischer, -e, -es:**

aus – objektiv unbegründeter – Angst (z. B. phobischer (Schwank-) Schwindel)

**Phonophobie:**

Abneigung gegenüber (bestimmten) Geräuschen

**Photophobie:**

Abneigung vor Licht, Lichtscheu, Lichtempfindlichkeit

**psychogener, -e, -es:**

in der Psyche begründet (z. B. psychogener Schwindel)

**Tinnitus:**
Höreindruck, der ohne irgendeinen Bezug zu Umgebungs-
geräuschen erlebt wird. Er tritt als eines der Symptome der
**Menière-Krankheit** auf, hier mit eher tiefen Tönen, z. B. dump-
fem Brummen oder Rauschen.

**unilateraler, -e, -es:**
einseitig; bei zwei parallel angelegten Organen im Gegensatz
zu **bilateral** (z. B. unilaterale **Vestibulopathie**)

**Vertigo:**
fachsprachlich für Schwindel

**Vestibularorgan:**
Gleichgewichtsorgan im Innenohr

**vestibulärer, -e, -es:**
im Gleichgewichtsorgan liegend, sich im Gleichgewichtsorgan
manifestierend (z. B. vestibulärer Schwindel, vestibuläre Migräne)

**Vestibulopathie:**
Entzündung des Gleichgewichtsorgans (= Neuritis vestibularis)

**visueller, -e, -es:**
auf das Sehen bezogen

**zervikogener, -e, -es:**

von der Halswirbelsäule her kommend (z. B. zervikogener Schwindel = **HWS-Schwindel**

**zentraler, -e, -es (medizinisch):**

im Gehirn liegend, mit Ursachen im Gehirn (z. B. zentraler Schwindel)

# Über die Autorin

# Über die Autorin

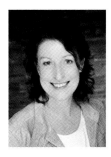

Claudia Lenz ist Ökotrophologin und arbeitet seit vielen Jahren als Fachlektorin und Autorin zu Themen rund um gesunde Küche, Freizeitsport und Gesundheit. Die gebürtige Oberbayerin beschäftigte sich schon als Jugendliche mit verschiedensten – auch extremen – Ernährungsformen und studierte in der Milch- und Bierstadt Freising-Weihenstephan Ernährungswissenschaften. Dennoch ist es nur ein Zufall, dass ihre heutige Wahlheimat das Ruhrgebiet, namentlich die Ruhrgebietsstadt Essen ist.

Aus der Feder von Claudia Lenz stammen viele Titel zur kohlenhydratbewussten Ernährung unter anderem der Bestseller „Low Carb – das 8-Wochen-Programm" aus dem Trias Verlag. Entzündungshemmende und immunstärkende Ernährung und Lebensweise sind weitere ihrer Schwerpunktthemen, mit großem Augenmerk auch auf gesunde Bewegung. Als Kind in ihrer Freizeit Leistungssportlerin, ist Claudia Lenz heute Freizeitkletterin und entdeckt mit ihren Kindern gerne immer wieder Neues, zuletzt Baumzelte und Lamawandern.

# Impressum

Rechtlicher Hinweis:

Soweit in diesem Buch medizinische Empfehlungen und Dosierungen genannt werden, haben die Autoren größtmögliche Sorgfalt walten lassen. Die Informationen aus diesem Buch können dennoch keinesfalls eine ärztliche Behandlung ersetzen. Über die individuelle Therapie und den gegebenenfalls nötigen Medikamenteneinsatz kann nur in Abstimmung mit dem behandelnden Arzt entschieden werden.

Copyright © 2021 Weltbild GmbH & Co. KG, Werner-von-Siemens-Str. 1, 86159 Augsburg

Alle Rechte vorbehalten.

Nachdruck, auch auszugsweise, sowie Verbreitung durch Film, Funk und Fernsehen, durch fotomechanische Wiedergabe, Tonträger und Datenverarbeitungssysteme jeglicher Art nur mit schriftlicher Genehmigung des Verlages.

| | |
|---|---|
| Redaktion: | Schmieder-Media GmbH, Lünen |
| Lektorat: | Claudia Lenz, Essen, und Brigitte Hamerski, Willich |
| Gestaltung und Satz: | creative vision, Lünen |
| Fotografie: | shutterstock.com |
| Coverfoto: | istockphoto |
| Umschlaggestaltung: | creative vision, Lünen |
| Druck und Bindung: | COULEURS Print & More GmbH, Köln |
| Printed in the EU | |
| ISBN: | 978-3-8289-4467-1 |

Einkaufen im Internet: *www.weltbild.de*